〈新装版〉
科学的看護論
第3版

薄井坦子

日本看護協会出版会

第 3 版 へ の 序

　今回，千葉大学看護学部における22年間の教育研究に一区切りをつける時期がきたので，あらためて本書を読み直してみた。そして感じたことは"これはやはりこのままでいいのだ"という大きな安堵感であった。というのは，第 2 版を出して以来の私は，本書を省みる時をもたないままに，主として対象論を豊かにするための教材づくりと，理論を分かりやすく表象し実践に適用しやすくするためのモデルの創出に専念してきたからである。その成果として，『看護のための人間論：ナースが視る人体』『看護のための疾病論：ナースが視る病気』を刊行し，『科学的看護論』の表象像として〈個別科学としての看護学〉を，および実践方法論の表象像として〈看護過程展開モデル〉を完成させることができた。

　また，『科学的看護論』を著した頃には専門用語の概念化は皆無であった。そこで本書の看護の基幹用語についても，現象から丁寧に抽象化を進める過程に重点をおいて記述したのみであったので，研究の結果としての概念規定をまとめる作業をも一方では行っていた。第 3 版では，理論編の最後にその成果を「まとめ」として収録しておいた。

　ところがこのようなとり組みのなかで月日は否応なしに流れ，時代の変化とともに学生たちに次第に理論離れの傾向が強くなってきていたので，本書の改訂についても幾度か考えさせられたのは事実である。しかし，上記のモデルの創出は使い手の反応をみて次々と

進化させねばならないのでなかなか完成に至らず，本書の改訂には手をつけかねていた。

　今回時機を得て読み直し安堵することができたので，その理由について述べておこう。

　看護理論を表象像としてモデル化，すなわち視覚化すると，それらは像としてそのまま頭脳に反映されるから確かに分かり方は速いのであるが，その分かり方はイメージのレベルにとどまってしまい，それ以上に発展させる力はあまり期待できないように思われた。そのことは，モデルで学習した学生たちが新しい現象に出会ったときの発想の仕方に顕著に現れていた。たとえば，事例検討会にめずらしい病名の患者資料や多くの病名をもつ患者資料が提供されたときとか，エイズ看護や災害時の看護のように前例がない場合には，どこからどのように考えれば看護の方向性を定められるのか，という問題に直面して大きな戸惑いがみられたからである。

　事実と表象と理論の区別と連関，すなわち具体的な事実を見る力と，そこから論理を含んだレベルの表象像を描く力と，そして大きく一般性をふまえた法則性レベルの論理，つまり理論を分かる実力をつけるためには，具体的な材料を自己の頭脳をはたらかせて扱いながら学習することに尽きるのである。

　要するに，理論を理論として理解し，モデルを理論の表象として位置づけて使いこなしている頭脳であれば，どのような現象に出会っても，そこに存在する事実を忠実にたどって事実間の複雑な連関を解きほぐしながら次第に構造を浮かび上がらせていくことができるはずである。その時の頭脳のはたらきとして，どのような知識や経験を一般論を媒介にして想起していたかについても，言葉で説明

することができるはずである。

　というわけで，今回の改訂では，私の記念すべき最初の著作という意味からも，私のたどった道を後進の人に残しておく意味からも，理論構築の原型を損なわないように大筋に変更はしないことにし，分かりにくい表現を改めたこと，第2版までは意図的に割愛していた項目の看護の視点と必要な知識について記述したことが主な改訂内容である。改訂に際し活字を少し大きくしていただいたことはありがたいことであった。

　初版以来お世話になっている塩野貴子さんに今回もまた大いにお世話になった。あわせてお礼を言いたい。

　　1997年2月15日

　　　　　　　　　　　　　　　　　　　　　　　　著　者

第 2 版 へ の 序

　私が本書に託した最大の意図は，看護学を学として江湖の評価に耐え得るものに構築するための方法論上の問題提起であった．すなわち，看護の理論は実践を導くものでなければならず，そうした理論は，まさに実践そのものを見つめてそのなかにひそむ論理をたぐりとってくることを前提としなければならないこと，そしてそのとり組みは，同時に先達の遺産を正しく受け継ぐ学びの過程と重ねながらなされなければならないということである．これが対象を過程的・構造的に究明していくということであって，学問を歴史的・論理的に構築する科学的な方法論なのである．すべての学問はこのような過程で発展してきたのであるから，われわれもこの学問の王道を歩むことによって看護学の構築に着実な歩を進めていけるはずであるという提言とともに，こうした方法論による私自身のとり組みの成果を問うたのであった．

　昭和49年5月に本書を出版して以来，予想を超えた大きな反響があったのであるが，これは現実に多くの問題にぶつかっている人々の共感をよんだためと思われる．現実の問題を解かねばならない立場にある人々は，どうすることが看護することなのか，自分の行動は看護したことになったのかどうか等と悩みながら判断できない焦りに襲われることが多く，そのなかから「現実の問題を解けない理論は理論としての資格をもたない．それらは机上の空論でしかない」という論理をつかみとることができる．たとえそれが直観的という

欠陥をもっていたとしても，既に看護の心を体験的にしっかり身につけている人々であれば，理論を具体化した形式を見た場合，それをそれとして理解することができ，頭脳を構造化することによって明晰にし，先手を打つ看護の力を実感することができるものである。しかし，"看護とは"から学びを始めなければならない人が理論に導かれた実践をわがものにするには，それなりの頭脳の訓練を必要とするのである。この訓練，すなわち事実を事実として見つめ，事実から論理をたぐってくる訓練を抜きにして理論の具現である形式によりかかるならば，その学びは単なる形式の模倣に傾いてしまい，看護とは無縁の作業になってしまうのである。

　本書がこの点について十分意を尽くしていないという自覚は当初からもっていたので，すぐさま実践に向けての補筆にとりかかる計画であったが，時を同じくして始まった千葉大学看護学部の創設準備・開学・講義や実習への新しい試み等々に全エネルギーを傾注することとなってしまい，またたく間に4年余の年月を重ねてしまった。しかし，この期間の私のとり組みは，言わば我と我が理論を確かめてみる絶好の機会でもあったのである。すなわち，看護の理論を実践上の仮説としてかかげ，意識的に看護過程を展開していける看護者の育成という看護教育上の試みは，"看護とは"と意識的にとり組んだ1回生たちが患者の変化をひき出すというかたちで看護の力を実証しつつある段階に来ている。もちろん実習としての看護であるから，学生たちがすぐれた実践家に成長するためには更に知識を深め技術をみがき経験を重ねなければならないのは当然であるが，少なくとも理論を意識的に使うことを通して人間に対する看とりに要求される方法論をつかんできているのである。

看護が人間という複雑な対象への直接的なはたらきかけであるがゆえに，核的な目的論・方法論をバック・ボーンとした対象論を豊かにしていくことこそが看護学の発展の方向であることを確信するに至った現在，その方向に歩を進めるための改訂を行い，またこの観点から幾つかの実践例を追加した。人間を人間として見つめるとはどういうことかを具体的に示す実践例は各地での勉強会のものも含めるとたくさんあるが，活字として示すとなると提示の仕方に一工夫も二工夫も必要となるので，ここではあえて避けた。それらは，看護教育上の問題や実践能力を高めるための学習の論理などとともに，近い将来別途まとめて責任を果たしたいと念願している。

　　1978年9月15日

著　者

まえがき

　私は人からよく"発想が違う"と言われる。自分でも何度かそれを思い知らされることがあって，今では自認しているだけでなく，意識してその発想，すなわち原理的発想を貫こうとさえしている。
　夏目漱石が英文学を専攻しながら，"英文学とは何か"が分からず，その前に"文学とは"を理解したいと欲し，ロンドンでの留学期間中を文献あさりに費やしてなお満たされず，結局，その概念を根本的に自力で創りあげる以外にないことを悟ったということを知り，このような，本質論から出発して理論を体系的に組みあげていこうという発想は大いに共鳴できるし，また，本質論をつかみ得ずして堪(たま)らない気持になるのも心から共感できる。こうした原理的な発想の傾向をもつ私が日本医師会で過ごした4年間は，"看護とは"への志向をいっそう強固なものとし，また大きな立場から見つめることを可能にしてくれた期間であった。その後の数年間に私はナイチンゲールと新しい出会いをすることができたが，それはナイチンゲールもまた原理的な発想をする人であったからに他ならない。漱石と違って，私は幸いにも文献のなかに唯一つだけ科学的な方法論によって看護の本質をつかみとったものを見出すことができたのである。それ以後の私の仕事は，主として雑誌『看護』に発表してきたが，それらはすべてナイチンゲールの看護論を受け継ぎ発展させようととり組んだものである。
　この本は，これまで発表した小論文を素材にしつつ，科学として

の看護論を体系としてまとめあげようとしたものである。全体を大きく理論編と実践編に分けてあるので，"看護とは"を得心できず悶々としている人には，理論編を読んでいただきたい。これまでの哲学的看護論や，科学的と称していながら解釈学に陥っている看護論や，文献解説的看護論とは異なる内容を見出していただけるものと信じる。経験豊かな実践家から「頭のなかが整理された想いがする」と度々いわれるが，私自身もまたナイチンゲールの文献に接し，それを実感したのである。科学とは本来そういう一面をもつものなのである。

　また，何よりも大きなミスをおかさないで自信をもって毎日の実践ができるようになりたいと考える人には，実践編を読んでいただきたい。実践家に必要なものは，科学としての理論そのものより，むしろ科学を表象化したレベルの認識なのである。原理的に，学問的に納得したいときだけ随時，理論編を読んでいただければよいと考える。このことは何ら人間や能力の上下を意味することではない。自動車の運転に要求されるものは学問そのものではないのと同じである。とは言っても，実践編には心残りが大きい。時間的な制約のなかで，しかしこれ以上延ばさないほうがよいという情勢判断に立って，不本意ながら世に問う結果となったため，詳しさの点で難点がある。いずれ何らかの方法で補うつもりである。

　一つの本にまとめるという意味では全く個人的な責任であるが，学問は個々の人間の獲得した成果をとり入れまとめあげ，個人を超えたかたちの体系に成長していくと言われる。私が東京女子医大に就職してから今年でちょうど10年目に当たるのであるが，この年月はまさに，私にとって，机の前で頭をひねる仕事から，現実の看護

実践と対決する仕事へと転じた苦闘の歴史であった。ようやくにしてここにたどりつくことができたが，これまでの人との出会いとその意味を記して心からの謝意を表したい。

　先ず恩師湯槇ます先生，先生には教え子として看護への手ほどきをしていただいた他に，"看護とは"をつかめず悩んでいたとき，身をもって看護の心を伝えてくださった。その時以来，先生の"看護の心"を学問，すなわち科学としてまとめあげるのが私の念願であった。さらに枝を張り葉を繁らせ，大樹に育てていく道を見守っていただきたいと思う。

　東京女子医大に来てから接した小林冨美栄先生は，看護界で他に出会うことがあるであろうかと思われるほど大きな包容力をもった方である。先生のもとでなければ，私はこんなに大胆な道を歩けなかったであろう。しかも，先生のもとに集まった方たちのおかげで私は一段一段階段を登っていくことができたのである。

　落合清子（旧姓伊従）さんは，看護師としての実務的な常識に欠けることの多かった私を冷笑することなく，一つひとつ親切に教えてくださった。彼女の存在がなかったら，違った道を歩いていたかもしれない。岡部喜代子さんは，豊かな臨床経験と激しい突っこみで，気の遠くなるような看護技術の分析作業を支えてくださり，また具体的な看護過程の展開に当たっても大きな力になってくださった。永田敦子さんは働きながら学ぶ学生たちの発想と，私の発想とのギャップを埋めるために勇気をもってかけ橋になってくださった。彼女と一緒に行った授業展開の苦しい歩みは私に一つの詰めが終わったことを教えてくれた（この記録は実践編に収録してある）。このほか直接間接に東京女子医大の諸先生方に数知れないほどお世話

になった。

　さらに，日本看護協会出版会の方々には，『看護』誌上に連載を始めた昭和45年以来，たくさんの無理をきいていただいた。特に松下田鶴子さん，鈴木徹一さんには専門家として尊重していただいたという気持でいっぱいである。この本をまとめるに当たって塩野貴子さん，大川和夫さんにもお世話になった。大勢の方たちへの感謝の気持を糧に，今後への歩みをつづけねばならないと思っている。

　昭和49年5月

著　者

目　　次

第３版への序……………………………………………………… i
第２版への序……………………………………………………… v
まえがき………………………………………………………… ix

第一部　理　論　編

第一章　個別科学としての看護学
　　　　看護論は科学にならなければならない………………………… 3
　Ⅰ　看護実践にひそむ法則性………………………………………… 3
　Ⅱ　看護一般論の必要性と有用性…………………………………… 7
　Ⅲ　看護一般論の骨組み………………………………………………15

第二章　目的論
　　　　看護は一貫した目的意識をもった実践でなければならない…19
　Ⅰ　目的論は実践から歴史的・論理的に定立される………………19
　Ⅱ　看護とは，生命力の消耗を最小にするよう生活過程をととのえることである………………………………………………28
　Ⅲ　医療関係者の目的意識にはどのような区別と連関があるか………………………………………………………………32

第三章　対象論

　　看護のための人間論を打ち立てる必要がある……………35
　Ⅰ　人間は生物体・生活体の統一である（人間一般論）………35
　Ⅱ　生活過程の本質（人間の生活一般論）…………………44
　Ⅲ　対象の特殊な生活過程をどのようにとらえるか…………52

第四章　方法論

　　看護の方法論は，看護の本質を現実の対象に具体化する思
　　考のすじ道を示すものでなければならない……………………56
　Ⅰ　看護観から表現技術へ………………………………………56
　Ⅱ　看護実践の全体像……………………………………………63
　Ⅲ　看護技術の適用過程の分析…………………………………66
　Ⅳ　科学的な方法論としての仮説………………………………79
　まとめ　科学的看護論の全体像………………………………… 106

第二部　実　践　編

第一章　プロローグ

　　何から，どのように出発すればよいか ……………………113
　Ⅰ　看護師が看護に熱意を燃やせないのは社会的な損失であ
　　る ………………………………………………………………113
　Ⅱ　看護の過程的構造をみつめて論理をひき出す訓練をつも
　　う …………………………………………………………………115

第二章　基礎となる理論

　　看護を実践するにあたってふまえておかなければならない

こと ……………………………………………………128
　Ⅰ　"看護とは"がなければ問題は解けない………………128
　Ⅱ　看護は，精神 ⇄ 物質 ⇄ 物質 ⇄ 精神，という進み方を
　　　する ……………………………………………………130
　Ⅲ　看護師は自然科学的発想と社会科学的発想を駆使できな
　　　ければならない ………………………………………133
　Ⅳ　科学的な認識論で頭脳を訓練しよう ………………135
　Ⅴ　異常を理解できるためには，正常のあり方の理解がなけ
　　　ればならない …………………………………………152

第三章　科学的な実践へのとり組み
　　看護師に必要な能力を見つめながら自ら歩きつづけること
　　が成長を約束する ………………………………………153
　Ⅰ　事例へのとり組み1 …………………………………158
　Ⅱ　事例へのとり組み2 …………………………………165
　Ⅲ　事例へのとり組み3 …………………………………179
　Ⅳ　事例へのとり組み4 …………………………………190
　Ⅴ　事例へのとり組み5 …………………………………195
　Ⅵ　事例へのとり組み6 …………………………………201
　Ⅶ　事例へのとり組み7 …………………………………204
　Ⅷ　事例へのとり組み8 …………………………………211
　Ⅸ　事例へのとり組み9 …………………………………215
　Ⅹ　事例へのとり組み10 …………………………………226

　索　　引 …………………………………………………233

第一部 理論編

第一章　個別科学としての看護学

看護論は科学にならなければならない

I　看護実践にひそむ法則性

　看護は世界中いたるところで日夜実践されており，そのなかに数多くのすぐれた実践があることは，私たちの眼に触れる数々の実践記録から推し測ることができる。けれども，それらのすぐれた実践は，すぐれた看護師が経験的にたどりついた境地であって，若い看護師たちの実践を導く理論的な水準は，必ずしも高くないことを認めないわけにはいかないのが現状である。すぐれた実践が存在したにもかかわらず，なぜ看護理論は発展しなかったのであろうか。諸科学の進歩は著しいのに，なぜ看護の実践を導く理論は低迷を続けているのであろうか。

　私は最大の原因として，看護界における理論とか科学とかに対する理解の低さを指摘したいと思う。つまり，科学としての理論を発展させるには，経験のなかにひそむ論理をたぐりとって法則化することを出発点としなければならないのに，このとり組みも教育もしてきていないのである。

　経験というものは，あくまでもその人自身に役立つという意味でつみ重ねられていくものである。それはあくまでも個人的なもので

あって，そのままでは社会的なものにならないという特徴をもっている。したがって専門領域の発展のためには，すぐれた実践を個人的なものにとどめず理論化するとり組みが必要となるのである。実践記録として発表するのも一つの方法ではあるが，実践記録を読んで，そのなかにどのような論理がひそんでいるかをとり出せない人にとっては，やはり個人的なものとして受けとめられてしまい，自分の実践の役に立てるどころか，自分の無能さに堪えがたくなって看護界を去るということにもなりかねない。

どうすればよいかについての示唆は，いろいろな学問が発展してきた歴史から学ぶことができる。物理学にしても化学にしても，小さなできごとのなかにどのような論理がひそんでいるかを見つめ，予想を立て，実験してみるというとり組みを経て，科学としての地位を獲得してきている。看護の実践を導く理論もまったく同じ発想でつくりあげることができるはずである。

理論というものは，対象そのものの個別性を捨象してあとに残った一般性を問うものであるから，看護理論は看護実践そのものを対象として一般化を試み体系化されねばならない。そこで私たちは，どのような小さな看護実践にも，それが看護である限り，そのなかに看護の論理が含まれているはずであるということの確認から出発したい。たとえば，すぐれた実践記録を読んで感動したならば，その実践の個別的なもの・具体的なものを一応たなあげして，一体どのようなことがあったと一般的にいえるかを追究することによって看護の論理をつかみとることができるであろうし，その論理が正しいかどうかは自分が看護するときの指針として使ってみることで確かめることができるであろう。

また実践した当の看護師についていえば，良きにつけ悪しきにつけ自分の実践の意味をはっきりつかみとろうとしなければ，すぐれた実践は一回限りのもので終わるかもしれないし，失敗例はくり返されるかもしれない。そればかりか，後輩に伝えることによって試行錯誤のくり返しを断ち切ることができるかもしれないという可能性を捨ててしまうことにもなる。また論理を導き出しておかなければ，看護職以外の人に看護の専門性についての理解を促すことは不可能になる。なぜならば専門が異なる場合には，論理を通してでなければそのことを理解するのは困難だからである。

　「病むということが，人の世に避けがたいことなら，誰かがそのみとりをすることになるのも，また避けられないことです。」と幸田文は『闘』のあとがきに記しているが，その"みとり"が後手後手にならないような，先を見越してはたらきかけができるような看護師でありたいというのが，"みとり"を職業とする私たち看護師の共通の願いではなかろうか。どんな小さな実践にも看護の論理がひそんでいることを，『闘』のなかの一つの場面を例にひいて，考えてみたい。

　ある患者が7時の検温時に不在だったという報告をうけた婦長は，すぐ心当たりを調べるよう指示した。退院を目前にした患者で，しかも当日が花火だと浮かれている雰囲気が療養所内にあったので，7時に在室していなくてもそう案じることはないのに，という意見もあったが，婦長は「もし無駄な心配になったら，その時はみんなで私を笑うなり，けなすなり勝手です。でも今は，指図通りにしてもらいます」(傍点は筆者)と一喝する。結果は自殺体として発見されたのであるが，この患者は小学生のとき結核にかかり，以来17歳

まで母親と療養所で過ごしていた。医師から全快を告げられたとき，その患者はとまどいの表情を見せていたのであるが，この例はまさに"病気は治ったが患者は死んだ"のである。後になって，その患者に相談や質問を受けたという何人かの長期療養者からの申し出を聞いて，婦長は，"何と神経のにぶい，役立たずの，思いやりも親切もない人間だろう"と心の中で憤り，一方では，退院後はあせるなと何度かんでふくめるようにいったか，と悔やんでいるのである。

　看護界の低迷の原因は，一つには労働条件の低劣さにあることは確かであるが，理論の有用性を本当には理解していなかった指導層の責任もあるのである。看護は科学でわりきれるものではない，心が大切だ，というような感覚的な把握の仕方では，実践上ゆきづまったとき，"こうしてみよう"と考えてとり組むことを可能にするような指針をとり出すことはできない。科学とは事象のなかにひそむ法則性をすくいあげて一般化した認識であるが，人間社会の事象とは物質だけでは決してない。婦長がなぜピンときたかというと，婦長は少女を探すように指示したとき「あの子のようなケースには，大事の上にも大事をとる必要があるって，いつもいってるでしょ」といっており，人間社会のあり方やそのなかでつくりつくられていく人間の精神のあり方に法則性があることを経験的につかんでいたからである。この法則性を，もしはっきり意識していたならば，この少女に何が必要かを予想して，先手先手とはたらきかけることができ，不幸な結末は避けられたであろう。"あの子のようなケース"とはどういうケースなのか，なぜ大事をとらねばならないのか，どうすることが大事をとることなのか，を理論的に解いておかなければ，再び同じような失敗をくり返さないという保証はないのである。

なぜならば，看護実践は常に一回性のものであるから，仮に論理的には同じであっても，場面としては異なった現象をとるのが常だからである。

　この事例にどのような論理がひそんでいるかをここで述べることはあえて避ける。それは看護一般論をもつことによって自分で導き出せるようになるからである。そしてこのことは，私自身が教育実践を通して確かめてきた事実なのである。

II　看護一般論の必要性と有用性

　私は看護界の人々に，いわゆる哲学的な一般論ではなく，科学的な意味における看護一般論を学ぶことにもっと熱意をもやすよう提案したい。

　その理由の第一は，さまざまな実践をみつめ，そのなかにひそむ論理を抽象してくる，すなわち看護一般論を抽象してくるといっても，この仕事は簡単にできるものではないからである。論理的な思考の訓練をしなければ，共通性も特殊性もごちゃまぜになって見えるものだし，共通性だけで即断してしまったり，特殊性を度はずれに拡大して，あらゆる場合の看護の方法はみな違うのでやりきれないと頭をかかえてしまったりすることが起こりうるのである。なぜならば現実の対象は無限に存在しているのに対し，私たちが認識できることは有限であるからである。時が移り経験を重ねるたびに，新しい現象にぶつかり，"まだ新しいことがあった，こんな珍しいことがでてきた，これも学ばなければ"の連続の日々に明け暮れてしまい，看護一般の抽象など及びもつかないことになりかねない。新しい現象にぶつかっても，一般論を媒介にすれば，その特殊性・

個別性が見えてくるから，少しもあわてることなく何をどのレベルでおさえておけばよいかが判断できるのである。

　第二の理由は，看護が一見単純な仕事のように見えながら絶えず複雑な条件がからみ合ってくるむずかしい実践であるからである。人類は複雑な自然現象・社会現象のなかに単純な構造がかくれていることを発見して科学として発展させてきた。そして科学は未踏の領域にひそむ構造を明らかにする上で大きな力を発揮してきたのである。科学が人類のための位置づけを忘れて物質科学に傾斜しすぎた害を重視するあまりに，科学や科学することを否定するのは行き過ぎである。複雑な事象の謎を解くために科学は有用な鍵である。要するに私が科学的な看護一般論を重視するのは，看護をちょっとした仕事だなどとは考えていないからである。看護はまともにとり組む値打のあるすぐれた仕事でありむずかしい仕事である。専門家として恥ずかしくない仕事をしたい，一流の仕事がしたい，体系的な学問をつくりあげたい等々といった大きな仕事にとり組もうと考えたとき，看護一般論を媒介にして，それぞれの対象の特殊性を明らかにしていくのでなければ，特殊性を特殊性として認識することができないばかりか，特殊性と特殊性とのつながりを位置づけることもできず，結局，はっきりしたとり組みの指針をもたないがために，膨大なエネルギーを浪費してしまう結果になりかねないのである。

　たとえてみれば，犬小屋をつくる場合には＜建築とは＞という一般論をもたなくてもつくりあげることができる。しかし，高層ビルを建てる場合には，＜建築とは＞が問われていなければ，つまり一般論を媒介にしなければ，どこでどのような問題が生じ，それをど

第一章　個別科学としての看護学　9

う解決しなければならないかを予想しつつ，計画的に仕事をすすめることはできない。犬小屋をつくる場合に風圧を問題にしなくてもよいのは，建築一般からみて，**犬小屋のもつ特殊性がそれを必要と**しないからであって，建築一般論の全構造のうち，ある部分だけをもとにして仕事ができるということなのである。

　どのような対象も，たとえば人間も，一般的なものと特殊的・個別的なものとを併せもっており，何を一般と見，何を特殊と見るかは，実践上の必要性が決めるのであって，現実的な問題を解こうとしたとき，この論理構造は容易に納得されるはずである。たとえば6人部屋の大人の患者のなかに1人混じっている15歳の少年患者があったとき，その患者を看護する場合どんなに多くの一般論を使うであろうか。たとえば，15歳の少年患者という特殊性を問題にするときには，＜15歳の少年とは＞という一般論，すなわち，子どもから大人へと変化の激しい身体面，自我の拡大・異性への関心・学習上の葛藤といった精神面，進学をめぐる家庭や学校の条件など社会面の問題に直面する段階にある人間であるという知識を媒介にしなければ，その少年が入院に至ったライフサイクルにおける特殊性をつかむことはできない。また，その患者の日常生活のもつ特殊性を問題にする場合には，人間の日常は，眠りから目覚め，排泄や清潔行動をとって衣服を着がえ，食事をとって活動に入るなどといった生活一般を媒介にしてとり組まなければ，日常生活の何をどのようにケアすればよいか見れども見えずで終わることになりかねない。われわれが対象の個別性に迫り得た看護をしなければととり組むとき，一般論は役に立たないどころか，まさに＜導きの糸＞なのである。この例の場合も入院患者という一般論だけで少年患者に接する

と，特殊性を無視した押しつけ的看護になるし，15歳の少年という特殊性に心を奪われてしまっては，患者一般のもつ問題解決がおろそかにされることもあり得る。その他，健康障害の種類の特殊性，たとえば安静を必要とする場合でも骨折と腎疾患ではその意味が異なってくるとか，障害の発生直後か安定期に入っているかなど健康の段階に応じた特殊性とか，多くの特殊性が有機的につながってその患者の個別性を構成している。したがって看護するために対象をみつめるときには"看護するとはどういうことか"という基本線がどうしても必要となる。その基本線こそが看護一般論なのである。つまり，看護学の対象である看護そのものの特殊性・個別性を明らかにするためには看護一般論が必要だということであって，それは，学ぶことによってしか身につけることはできない。

　たとえば＜建築とは＞などは抽象的で役に立たないという理由で切って捨て，犬小屋程度の仕事をたくさんしているうちに高層ビルが建てられるようになるであろうという考えが馬鹿げていると思うのと同様であって，看護も小さな問題にとり組み，一つひとつを明らかにしていくうちに看護一般論ができあがるであろうという主張は非論理的な幻想である。＜看護とは＞の基本線を定めて一つひとつの問題にとり組み，そのなかにひそむ論理をつかみとる努力を重ね，他の問題との区別と連関を明らかにしながら看護一般論をつくりあげていかなければできるはずはない。

　われわれの眼につく数々の看護論のなかで最も無意味に感じるのは，看護をただ解釈しただけの看護論であるが，それらがなぜ解釈にならざるを得ないのかといえば，結局のところ看護一般をもっていないからなのである。本人がどんなに解釈学ではない看護論をう

ちたてようとしても，Aの部分に対する理解と，Bの部分に対する理解と，Cの部分に対する理解と……Zの部分に対する理解のつながりが，果たして一貫しているのかどうかを判断する規準，すなわち一般論をもたなければ，どうしてもその部分部分の理解をたんに並べたりつなげたりしただけの看護論にならざるを得ないのである。一般論を抽象することの有用性はここにもまたあるのであって，看護学を解釈学に堕落させないようにするためには，科学的な一般論をもつ以外に方法はないのである。部分的な理解がどんなに正しくても，A……Zの各部分を何とかまとまったものとして説明しようと思弁的にとり組むと，コジツケにならざるを得ないことを肝に銘じておく必要がある。積極的に，どの哲学をあてはめたらよりよく説明できるかなどと浮身をやつしている方々もあることだから，そのような看護論は，その人の社会的な地位や生活を保証するためだけにしか役に立たない，すなわち看護の実践には絶対に役に立たないということを決して忘れないでほしいのである，少なくともよい看護をしたいと思う人は。

　もう一つ念をおしておきたいことがある。それは看護一般論をもつということはみんなが決まった行動をとるようにということではないということである。共通の看護論をもたせようとすると型にはまった看護師を育てることにならないかという質問を受けることがあるが，事実は逆である。看護一般論をもっているからこそ，どのような対象に対しても，どのような条件にあっても，看護一般論に照らしてその特殊性や個別性が見えるのであって，それゆえに看護師は**主体的に自分の頭をはたらかせ工夫することができる**のである。ただ看護一般論の理解の仕方にはさまざまなレベルがあり，もちろ

ん学習が進めば進むほど内包するものが豊かになる。また，一般論といっても看護一般論からみて特殊なもの，たとえば小児看護一般とか地域看護一般とか，それぞれ一般論をもつといった立体的な構造をもっているので，ここでも頭脳のはたらきの法則性を基盤に据えた科学的な認識論をもつ必要性が痛感される。事物や現象のもつ立体的な構造を正しく認識に反映させて，その論理構造を見抜けるか否かで，看護師のとり組みがずいぶん異なってくるのである。

ところが，実証主義者のなかには看護一般論の実践的な有用性を認め得ない人々もある。なぜ認め得ないかについても触れておかなければなるまい。

実証主義者は，当然のことながら，事実を非常に重視する。事実を重視するということは，科学者としての基本的なあり方であってそれはそれで重要なことであるが，事実を重視するということは**その対象に対する主観的な見方を排する**ということであるため，この態度を無条件的に維持して，人間の主観のすべてを否定してしまうという踏み外しをやってしまう人がいるのである。より厳密にいえば，人間の主観という実体のないものを，客観という**実体**で説明しようととり組んでいるのである。人間の認識はその人の行動に影響を及ぼすのは事実であるし，楽しいときに多弁になったり，心にや

註）看護観とか愛とかをもち出すと，つまり**人間の観念**をもち出すと，それは科学的でないとか観念論だと考える人が必ずいるものであるが，科学は事実を事実として認めることから始まるのである。そして，事実と事実との連関が論理的に説明されたとき，科学的な認識が成立したといえるのであって，"何のために"という思い方によって，同一の事物や現象を見ても見方が違うという事実を否定したり，事実は認めてもそれを客観的に説明できないという理由で避けたりするのでは，科学者としての態度とはいえない。

ましいことがあれば相手の顔を直視できないとか，いやな人とは接触を避けようとするといった事実はたくさんあるので，そういった事実をたくさん集めて法則性を見出そうとすることは，それはそれで意味がある。メルクマール（Merkmal）を求めるいき方もそれであるが，そのようなとり組みは，人間の傾向をパターン化して示すにとどまり，対象に個別に迫るためには大して役には立たない。実体のないものを実体のあるもので説明しようととり組むことは，社会科学的手法によって解かねばならない対象――自然界に存在するものではなく，人間がつくり出してきた社会や精神――を自然科学的手法で解こうとしていることである。自然科学的な手法で得られる知見は，人間の認識を捨象してもよい部分についてのみしか役に立たない。この単純な論理がなぜ分からないかといえば，認識を主観として切って捨てたことからくる論理的強制であって，科学的な認識論の土台をもたないために認識と認識との交通関係の過程的構造を説明することができないのである。この点について千葉康則氏に問題提起したにもかかわらずいまだに理論的な回答は得られない[註]。人間に対する意図的な実践のなかで理論的な解明を迫られている立場の人間と，データを集めて分析しようとする立場の人間との問題意識のずれであろうか。

　ともあれ，一般論は抽象的で役に立たないという人が多いが，それらのほとんどは抽象的な一般論が悪いのではなく，その一般論がどのような手続きでとり出されたかを見抜く能力，および一般論を表象し具体化する能力が低い，すなわち一般論と現象とのあいだの

　註）薄井坦子："看護を科学に"とはどういうことか――千葉式人間科学論批判，綜合看護，1971冬号.

抽象化 - 具体化という過程的構造を理解できないということである。これまでの教育ではそういう能力を高めようと教えていなかったということである。

たとえば新しい卒業生が，外科病棟に勤務して半年たったころ，術後に導尿をしないですむ自信がつきましたと語ったことがある。この例では，"なぜこのようなとり組みをしたか" ということが大切なのであって，対象の生活過程をととのえようととり組んだとき，排尿困難があるという事実をどうすることがととのえたことになるのかとみる姿勢が無限の工夫を生むのである。排尿がないから導尿するという，その場その場の問題解決という行動で終わるか終わらないかは，一般論を，現実の対象との関係のなかでどう表象し，どう具体化するかにかかっているのである。

実証主義者や経験主義者が本質的な段階での一般論の実践的な有用性を認め得ないもう一つの原因は，自分の経験した特殊なもののもつ一般性を抽象して，理論ができたと考えているからと思われる。それが，大きな意味での一般論からみた**特殊性のもつ一般論**だと考えないために，特殊性のなかに埋没してしまったり，自分の経験以外のことは自分の理論で解けないし自分でも解く能力がないと思っているので，他人の経験を尊重し，その解釈までもらってきたりするのである。科学としての一般論をもてば，経験では説明できないことを解決したり，他人の経験でも解けるのである。**一般論を媒介にして対象を見る**ということを一度でもためしてみてその有用性を実際に知り得た人は，役に立たないといって捨てるようなことはしなくなるだろう。「現実から抽象してきた一般論だからといってそれで問題が解けるのだろうか？」というつぶやきは，実践を，本当

の意味での実践をしたことのない人からのそれである。

Ⅲ　看護一般論の骨組み

　看護実践は明確な一貫した目的意識をもった実践である。したがって本来的な意味での看護実践は，目的をもち，その目的に照らして対象を見つめ，予想を立てながら実践する方法論に裏打ちされていなければならないものである。

　ところが現在の看護実践の場を見渡すと，相変わらず，ルティーン化した仕事の進め方や手先の技のくり返しが眼につくのが悲しい現実である。私たちは看護実践を手先の技のままにしておいてはならないし，その場その場の作業で終わらせてもならない。すなわち，看護を科学的な方法論をもたない手探り的な実践に終わらせてはならないのである。私たちは，看護実践に対する今までの発想を転換する必要に迫られている。それを可能にするものは，学問的な意味での科学的な看護理論をもつこと以外にはない。

　さて，目的意識をもった実践は，看護に限らずすべて，対象→認識→表現という過程的構造をもっている。したがって，学問の体系としては，対象についての理論，認識についての理論，表現についての理論が相互の連関において構築されることを必要とする。すなわち，どのような対象に（対象論），どのような意図で（目的論），どのようにして展開するのか（方法論），を含んでいなければならないのである。したがって，個別科学としての看護学は，看護の特殊なあり方，つまり看護の独自性を一般化して目的論・対象論・方法論として示すものでなければならない。

　ところで，看護学の対象である看護実践は，たとえば水質検査と

かアイスクリームの大腸菌の存在を調べるような単純で直線的な過程ではなく，非常に複雑な条件がからみあって進行する過程である。しかも，外から直接とらえることのできない精神が，看護する者・看護を受ける者の両方にからみあって進行するのであるから，精神のもつ法則性をとらえて体系化していくことを避けて通ることのできない非常にむずかしい領域である。そこで，この三つの柱がどのような連関をもっているのかを，看護実践の具体的なあり方とつなげながら探ってみよう。

　第一に，対象をどのように認識するかによって，目的論や方法論の広がりも深さも規定されてしまうということが挙げられる。すなわち，人間を生命ある存在という面だけで認識すれば，生命を守るという誰もが否定できないこの大目的のために，専門家から素人への，恩恵を与えるという主人顔的な方法論が展開されるであろうし，人間はとらえどころのない存在だと，どこまでも広くどこまでも深く突っ込んでいこうとする認識のあり方からは，一般化できるものではない，一般化してはいけないというとり組みとなる。その場合は目的論も方法論もとらえどころのない混沌のまま手探りの状態に追いこまれたり，部分部分を拡大視して木を見て森を見ない実践がくり広げられてしまうということになる。現実のこうした混乱のなかにあって，科学的な人間観をもつことの必要性を痛感させられるのである。

　第二に，その人間観の深さや広がりを決定するものとして，**看護師の意図**を考えないわけにはいかない。たとえば，くだもの屋の店頭に並んだリンゴを見る眼も，それが私であれば，自分が食べようと思って見る場合にはインドリンゴやデリシャスなどは見れども見

えずであるが，油絵の題材にと思って見る場合には仔細に眺めてしまう。同様に，看護師は病床が乱れていたり，シーツの汚点やむっとする室内の空気などを見過ごすことはできないのに，学生たちはなぜ気づかないのだろう。なぜ患者の環境を気持よくしてあげようと思わないのだろう。言えば分かることであり，むずかしいことなど何一つないのに……等々の嘆きを耳にするが，それは学生にまだ看護一般論が具体的な裏付けをもって定まっていないせいである。この指摘は，看護を実践している人，つまり職業人としてわが身を通して現実の問題を解かねばならないという立場に立っている人には受け入れられることが多い。たとえば，ギプスを巻くとか検査の介助をするときに，医師の手足として動く人と，患者のために動く人とでは，その行為の過程も結果も違ってくる場合がたくさんある。それらを例示した場合，看護師であれば自分の体験と重ねて事実として受けとめることができるからである。

　第三に対象の見つめ方にしても，看護の対象は人間であるから，外面的なことであれば視覚・触覚・聴覚などを動員すればめざすものを手に入れられるであろうが，血液の成分とか感染をひきおこした病原菌を知りたいとなると，それなりの方法を講じなければならないし，その人が手術を受けることをどう考えているかを知りたいとなると，精神と精神との交通関係をとらえる方法論をもたずしては不可能である。

　そこで，私たちは，どのような対象でも，さまざまな側面をもっているし，立体的な構造をもっているのであるから，"何のためにとりあげるのか"によって異なった姿を示すという事実をしっかり確認しよう。そして，まず"何のために"（目的論）を見つめ，そ

18　第一部　理 論 編

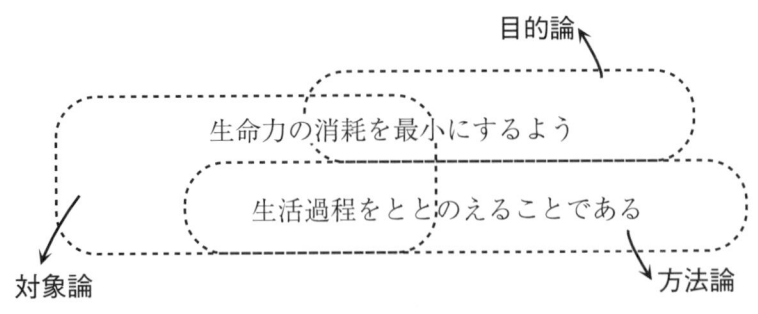

```
                                    目的論
         ┌─────────────────────┐↙
         ┊   生命力の消耗を最小にするよう ┊
         └──┊──────────────────┊──┘
      ↙    ┊  生活過程をととのえることである ┊
   対象論    └─────────────────────┘↘方法論
```

図1　看護一般論の構造

こから看護のための人間論（対象論），看護の方法を導く理論（方法論）を築きあげ，専門職として欠くことのできない共通の看護観，すなわち科学的な看護一般論をもてるよう確実な歩みを進めていきたいと思う。

　ちなみに，ナイチンゲールが定立した看護の定義（後述 p.20）のなかには，このような看護の目的論・対象論・方法論のからみあいをその文脈にかくしもっていることがわかる。図1に，その構造を示しておいた。

第二章 目　的　論

看護は一貫した目的意識をもった実践
でなければならない

I　目的論は実践から歴史的・論理的に定立される

　目的論は，看護一般論を実践上の目的意識として使うために具体化したものである。したがって，"何のために人間を見るか" "何のために方法を選ぶのか" を決定する要(かなめ)となるものであるから，実践から抽象してきた科学的な一般論を具体化しなければならない。すなわち，科学的な一般論は，どのような実践にも含まれる共通性をとり出したものであるからこそ，逆に，これから行うどんな看護にも含まれていなければならないのであって，看護をしようと思うならば，看護一般論を具体化しようととり組まねばならない。つまり看護一般論を実践の指針にしつつ日々の看護を実践しなければならないのである。

　この抽象するということについては十分心しておかなければならないことがある。すなわち抽象という作業は，人間の頭のなかで行われる作業であるから，対象のどんな側面をどんなレベルで抽象することもできるし，どのように抽象しようと勝手だということもできるということである。こんなところから，いろいろの外野からの

発言が横行することにもなるし，立体的に位置づけられねばならないことを平面的に並べただけの看護論が出たりすることにもなる。いずれにせよ，何をどのようなレベルでとりあげねばならないかは**実践上の必要性が決定する**のであるから，現実の看護の実践を注意深く見つめて，論理をたぐりとってくることから目的論がひきだされなければならないのである。だがしかし，この，日常の経験から論理をひきだしてくるということは口でいうほどやさしいことではない。そこで"何からどう手をつけたらよいか"を学問の発達の歴史から学ぶならば，私たちは，何もないところから始めなければならないのではなくて，過去の偉大な先達の業績を受け継ぐことから出発できることを知るのである。

近代看護の創始者として世界的に認められているナイチンゲールは，"私の考える看護"を次のように述べている。これは，ほとんど訂正しようもないくらい見事な看護一般論であるということを発見したのは，筆者自身が実践上の問題にぶつかって悩んでいたときであった。[註1]

① It (nursing) ought to signify the proper use of fresh air, light, warmth, cleanliness, quiet, and the proper selection and administration of diet——all at the least expense of vital power to the patient. (Notes on Nursing : What it is, and what it is not. Introductory)[註2]

② What nursing has to do in either case, is to put the

註1）薄井坦子：看護の原点を求めて，日本看護協会出版会，1987.
註2）薄井・小南編：原文 看護覚え書，p.2, 現代社，1974.

patient in the best condition for nature to act upon him.
（同上 Conclusion）[註]

　彼女が遺している数々の著作は，論理の光を当てて読むならばまさに看護論の宝庫であるといえる。彼女は，当時の誰よりも多くの患者に接し，その患者たちの苦痛を激しく追体験し，彼女とは生活過程がまるで違っているたくさんの人たちと一緒に看護していくなかで，看護の本質をつかみとったと思われる。いくつかの誤謬が指摘されているが，彼女の仕事がその時代の科学の歩みに規定されているのは当然のことであって，看護の独自性を明確に打ち出した業績はゆるぎないものであるといわねばならない。たとえば，ナイチンゲールの正当な評価を妨げたものとして，新鮮な空気を確保するために酷熱のインドにおいても窓を開けるよう強硬に主張したこと，および「病原菌狂信」を嘲笑したことの二つがしばしば挙げられる。前者は，どのような真理でも条件を無視すれば誤謬に転化するということへの理解が不十分であったことからくる踏み外しであって，このことによって彼女のなし得た業績まで否定し去ることはできない（彼女は患者の観察について，条件を見落とすな，条件を見落とすと患者を見たことにはならない，と述べており，条件の大切さについては自分で説いているのであるから，直接訪れることのなかったインドの生活についての判断を踏み外しと考えることができる）。後者については，病原菌のみが感染症をひきおこすかのような受けとめ方に対する警告であって，このことは今日でさえもなお有効である。この問題は，感染を人間という生物と他の生物とのたたかい

註）薄井・小南編：原文 看護覚え書, p. 128, 現代社, 1974.

としてとらえたとき,両者の力関係および感染経路を問題にしなければならないのに対し,当時のとり組みが感染経路一辺倒であったことへの批判なのである。いつの時代にも人間の健康を守り増進させるためには生命力を増強すること,病原菌への攻撃,感染経路の遮断の全過程を全体としてとりあげねばならないのである。[註1]

ナイチンゲールも人間であって誤りはいくつもある。しかしながら私たちにとって大切なのは,このような小さな,しかも本質的でない誤りをあげつらうことではなくて,彼女が発見した看護の本質を受け継ぎ発展させていくことなのである。要するに,ナイチンゲールの看護観は,彼女自身のさまざまな看護実践を通して,それら実践に含まれる共通性を抽象することによって打ち立てられた一般論である。すなわち,演繹的(a priori)に定立された一般論ではなく,帰納的にとり出した一般論を仮説として立てて実証するというまさに科学的な方法によって検証された一般論なのである。彼女になぜこのことができたかを検討してみると,ナイチンゲールは一般論の有用性を十分知りつくした人であったことが分かる。このことは,『看護覚え書』を出版する前に著した文献のなかに,一般論を媒介にして論を展開している記述の多いことからいえることである。[註2]

看護のはたらきの特殊性を導き出したのは,病気についての一般論を媒介にして病人を観察し,治療と看護のつながりと違いについて考え,ついに"私の考える看護"をつかむことができたのである。ただし彼女のとらえた看護一般論は非常に素朴で大づかみなもので

註1)薄井・小南編:原文 看護覚え書,pp.31〜32参照,現代社,1974.
註2)『ナイチンゲール著作集 第3巻』の「思索への示唆」に顕著である。

ある。おまけに当時の科学の発達段階に規定されて，細部を十分説明することはできないという特徴をもっている。この100年余の間に科学はめざましく進歩した。かつては説明できなかった多くのことが，自然科学のみならず社会科学によっても解明されてきている。この意味で，われわれはナイチンゲールの看護一般論を補っていかなければならないのである。

　たとえば，彼女のいう「看護とは，患者の生命力の消耗を最小にするよう，すべてをととのえることである」という規定が看護の独自性を十分に示し得ているかどうかということは，その内包する意味を明らかにすることによって判断できる。そこでここにいう**すべてをととのえる**ということばに内包される内容をみると，新鮮な空気，明るさ，暖かさ，清潔さ，静けさ，食事などと示している。これらはすべての人間の生活に共通に含まれる要素である。このことは，ナイチンゲールが生活一般を媒介として一人ひとりの患者のもつ特殊性を読みとろうとしていることを示している。つまりナイチンゲールにとって，生活とはいろいろな過程の複合体なのであって，そこから"すべてをととのえる"という発想がでてきたのだと気がついたとき，人間の生活にどのような過程があり，それぞれの過程にととのえなければならない条件として何があるかを明らかにしていくことが，彼女の一般論を補うことであり，体系化につながることではないかと思われたのである。

　もちろん，ナイチンゲールとは別個に看護一般を抽象してくることはできるであろう。しかし，看護一般を抽象するということは，時代や場面のもつ個別なあり方はもちろん特殊性も捨象してしまうことであるから，結局は同じところへ行き着くはずである。

われわれが先達の遺産を正統に受け継ぐためには，ナイチンゲール以後今日まで，看護学の発展に対してどのような人々がどのような仕事をしてきたかについて概括しておく必要があろう。

看護の理論的な検討へのとり組みは，第二次世界大戦後から始まった。国際看護師協会は，1947年に看護業務委員会を設置して看護の独自な機能について明らかにする研究活動を始め，世界のどのような場面にも通ずる看護の基礎理論があることを確認した。この研究活動を最も活発に行ったのはアメリカであって，"看護師は何をしているか" "看護はどのような機能を果たしているか" から出発し，いくつかの業績をもたらした。

V. ヘンダーソンは，人間の基本的な欲求にもとづいて看護の機能を集大成し，そのエッセンスが ICN から出版され[註1]，世界に影響を及ぼした。その内容はわが国にも紹介され，圧倒的な支持で迎えられた。彼女の看護論は，わが国の看護師が "看護の独自な発想にもとづく活動を展開しよう" ととり組む上で，一つのイメージを示したという点で大きく貢献した。しかし一方では，その**内容と土台**について理論的に検討することがなおざりにされたために，この業績を看護学の構築を推し進める過程として位置づけることなく，ただ結果のみをもらい受けることになった。

彼女は，自ら言っているように[註2]，ナイチンゲールの打ち立てた看護の理論を直接的に受け継ぎ発展させたのではなく，自分の体験を

註1) V. Henderson : Basic Principles of Nursing Care, 1960. 邦訳
『看護の基本となるもの』，日本看護協会出版会，1961.

註2) V. Henderson : The Nature of Nursing, 1966. 邦訳『看護論』，
日本看護協会出版会，1967.

通してつくりあげてきた，すなわち現実の看護実践ととり組んで体系的な理論をつくりだそうとしたのであって，その点に支えられて内容的には人間の生活様式をより詳しく説明でき，非常に分かりやすく看護の活動を示し得た。その業績は高く評価されるが，看護の本質を人間の健康を左右する社会的な構造を土台にして展開する点では，ナイチンゲールより後退してしまった。一口でいえば，原理を機能に解消させてしまったのである。[註1]

　ヘンダーソンにおいて十分に展開されなかった患者・看護師の関係については主としてペプロウ，オーランド，ウィーデンバックらによって展開された。ペプロウは精神科看護の実践のなかで，過程を重視することを主唱したが，精神の交通が像を介して行われることの理論的な解明に至らず現象論的な段階にとどまった。オーランドは，現実の臨床経験の過程を分析することによって，看護師が看護をどう考えているかが行動に影響を及ぼすことを実証した。彼女の業績は，看護の機能を実体的に説明しようとする傾向に対する反論として説得力をもつものである。しかし彼女は，患者の変容に及ぼす看護師の目標を，事実にそって科学的に抽象して理論化する方法をとらず解釈してしまった。[註2]

　ウィーデンバックは看護観が行動を左右することを強調し，看護過程を再構成することによって，効果的な看護を生み出す知見を獲

　註1）薄井坦子，三瓶眞貴子：看護の心を科学する，8話，日本看護協会出版会，1996.
　註2）I. Orlando : The Dynamic Nurse-Patient Relationship, Function, Process and Principles, 1961. 邦訳『看護の探究』，メヂカルフレンド社，1964.

得する方法を示した。しかし,「看護が目標に向い進む（goal directed）活動だという事実は,その実践を導く理論が,その基底に横たわっていることを示唆する。このように認識していないかも知れないが,看護婦は日毎にその理論の断片を使っている」と指摘し,以下の三カ条を示した。

　1．賜ものとしてのいのちへの畏敬の念
　2．ひとりひとりの人間の尊厳,価値,自律性,独自性への尊重の念
　3．その人の信念に結びつきダイナミックに動く確固たる決意

　この三カ条を読んですぐに気づくことは,これは単なる思想・理念でしかなく,このことをいくら強調しても＜看護とは＞が出てくるわけではなく,したがって実践を導く理論ではないということである。看護観を構造的に分析しなければ当然,"断片を使う"というような見方しか出てこないことになる。

　このほか,ジョンソン,ライター,アブデラ,エリスらによって意欲的な研究活動が,幅広い研究者層のなかで展開されているものの,いずれも看護を原理的に把握しようとしないことからくる弱点をもっており,したがって科学的方法論を展開できないままで終わ

　　註1）E. Wiedenbach : Clinical Nursing. A Helping Art, 1964. 邦訳『臨床看護の本質―患者援助の技術』,現代社,1969.
　　註2）E. Wiedenbach : Nurses' Wisdom in Nursing Theory, 1970. 邦訳「看護婦の叡智から看護理論へ」,『看護の本質』所収,現代社,1974.
　　註3）F. Reiter : The Nurse-Clinician, American Journal of Nursing, February, 1966. 邦訳「看護臨床家」,『看護の本質』所収,現代社,1974.
　　　　G. Abdellah : Patient-Centered Approaches to Nursing, 1960. 邦訳『患者中心の看護』,医学書院,1963.

っている。エリスは"ナイチンゲールから常に示唆を受けている"と言い一般化することの重要性を説いているが，原理をひき出すには至らず，TLC（Tender-Loving-Care）の理論的な解明はなされなかった。[註]

　こうしたアメリカ看護界の理論的な弱点はプラグマティズムの土壌が生んだものであり，経験主義の域を脱するためには，看護実践から論理をたぐりとってくる思考の訓練を重ねる以外にないといえよう。科学的な認識論の欠落がなかったならば，ナイチンゲールの看護論から論理構造を正しく受けとめることができ，それを土台にしてその上に内容をつみあげていくことができたはずである。

　日本の看護界の指導層も，アメリカの看護論の影響を決定的に受けているので，こうした理論的弱点についてはいずれ詳述する予定である。一見はなばなしくみえるアメリカの研究活動も，内容的にはいくつかの大きな発展を示しているものの，看護学の学問的な水準からいえばナイチンゲールから後退してしまっている事実から目をそらしてはなるまい。私たちは，まずナイチンゲールの看護一般論を正しく受けとめ，その上にいろいろと発見された諸知見を据え直すことから始めなければならない。なぜならば看護学のある部分を一般化し得たとしても，その論理構造は学問体系全体からみれば，特殊性のなかの普遍性でしかないからである。

　その後のアメリカの看護論については，和住が中心となって分析

　註）R. Ellis : The Practitioner as Theorist, American Journal of Nursing, July, 1969. 邦訳「理論家としての実践家」，『看護の本質』所収，現代社，1974.

を行っている。[註]

　そこで今，私たちがなすべきことは，彼女の発見した看護一般論を実践上の仮説として使ってみて，つまり対象に意図的に看護してみることを通してつかんだものを再び抽象してみるという過程をふんでみることなのである。なぜかといえば，どのようにすぐれた理論でも，使ってみなければ，すなわち，その理論をわが身を通してたどってみることによって自分の理論として再措定するのでなければ，自分のものにすることはできないからである。まさに科学は歴史的・論理的なのである。

II　看護とは，生命力の消耗を最小にするよう生活過程をととのえることである

　ナイチンゲールの発見した看護一般論を，実践の指針として使うためには，生命力とは？　生命力に影響を及ぼす諸力には何があるか？　ととのえるとはどうすることか？　などを解いておかなければならない。これらについて人間の基本的なあり方を全体として見つめながら考えてみよう。

　人間が生まれ，毎日生活しているなかで，私たちの身体も精神もさまざまなくり返しのリズムを獲得し，相互に影響し合いながら一定の均衡を保っている。この均衡が保たれている限りにおいては人間はほとんど意識しないものであるが，均衡が乱れると，その程度に応じて健康障害を意識し，休息をとったり，医療を求めたりする。

註）和住淑子・戸田肇：ナイチンゲールの思考過程からみた看護諸理論の位置づけについて，ナイチンゲール研究第3号，pp.23〜31，ナイチンゲール研究会，1995.

均衡の乱れが小さいときにひとりでに元に戻るのは，人間に備わった**自然力**のはたらきと考えることができ，均衡の乱れを意識したときにどのような行動をとるか，その結果どんなことが行われるかなどは，人間社会のなかでつくりあげられた力であるから**社会力**と考えることができる。

　生命力を自然力と社会力の統合されたものとみる考え方が，ナイチンゲールの基本的な健康観である。ナイチンゲールは現実に苦しむ多くの患者を看とりながら，それら患者に対して行われた数々のことがどんなに患者を苦しめたか，あるいはどんなに患者を楽にさせたかという事実を見つめて，それはなぜだろうと考えていったと思われる。そして，人間の健康を支える法則性にのっとった行動が患者を楽にさせ，法則性に反した行動が患者を苦しめていることを発見したのであろう。こうして彼女は有名な看護の定義を導き出したのである。そこで，彼女が健康現象をどのようにとらえて看護を位置づけていたのかを図2のように表象してみた。

　われわれがもって生まれた生命力には，個人差があるにしても，人間に共通に備わった力がある。たとえば傷つけた机は癒えずとも，傷つけた指にはすぐさま癒そうとするはたらきがおこる。小さな傷であれば，跡形もなく癒えてしまう。しかし，その扱い方が悪ければ化膿して大きな跡を残してしまう。生命力の幅は，それを妨げるさまざまな要因によってせばめられる危険性をもっているのである。その人に備わっている自然力は，それら生命力を妨げるものをとり除こうとはたらきかけているのであるが，人間は人間社会のなかで生活しているため，意識的にしろ無意識的にしろ社会の影響を受けて行動することになる。この社会力が自然力をたすけて，病気や苦

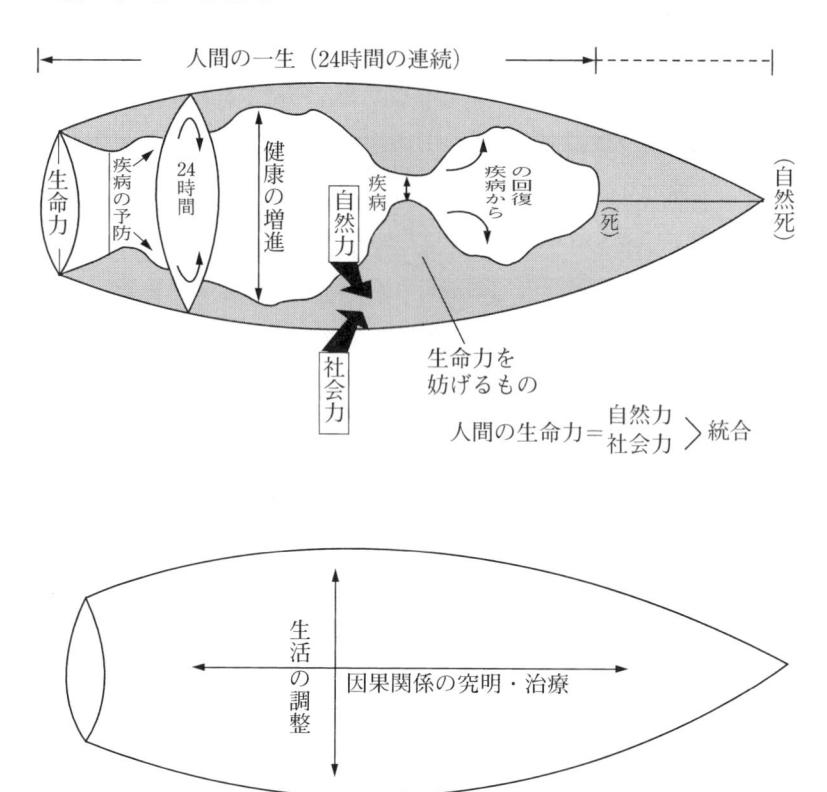

図2　健康現象および健康を守る2方向のはたらきかけ

しみを意識しないうちに生命力を妨げるものが速やかにとり除かれれば、それは**疾病の予防**である。病気になったとき、それが素人の手に負えないと思った場合には医療の手を求めるが、そのときの医師や看護師や、栄養士、検査技師、受付の人、掃除をする人など、すべての人のはたらきが社会力として位置づけられよう。売薬をのんで寝ているのも、薬をつくる人、売る人、薬を教えてくれた人、薬をのんで寝ていればなおるだろうと考えるように影響した人など、

さまざまな社会力のはたらきを否定することはできない。こうして病気から解放されたならば**疾病からの回復**となり，社会力の効果的な活用によって，もって生まれた生命力の幅を拡大することは**健康の増進**である。

　このような関係を見つめてみると，健康にかかわるすべての職業は，一人ひとりの人間の健康状態の好転をめざすという共通の目的意識に支えられて仕事をしていることになる。そして，**人間の生命や生活が複雑な構造をもっているからこそ**，そのさまざまな側面を必要に応じて分担する協働のあり方ができあがったのである。たとえば医師は，対象の健康状態に診断を下し治療を行う立場にある。治療手段によって一時的に著しく生命力の消耗をもたらすことがあっても，より長い眼でみた生命力の発現のために積極的な治療を行うこともあるわけで，手術などはそのよい例であろう。看護師は，どのような場合でも，そのときそのときにどのような生活をすることが生命力を妨げるものをとり除くことになるかを工夫して，生命力の消耗を最小にする役割を担っているのである。このような協働のあり方についてナイチンゲールは次のように示唆している。

　ある非常に有名なすぐれた医師が，肺炎をどう治療するかと聞かれたとき，「私は肺炎は治療しません。私は肺炎にかかっている人を治療するのです」と答えたのであるが，それにもかかわらず，これ（病気ではなく病人を看護するということ）は看護そのものと医療との違いの一つなのである，と。[註]

　註）薄井坦子編：ナイチンゲール言葉集―看護への遺産，現代社，1995．
　　　Sick Nursing and Health Nursing, 1893, 原文 看護小論集, p. 87, 現代社．

つまりこれは，ナイチンゲールが肺炎にかかった人間に対して**治療する医師**と**看護する看護師**という位置づけをしていることを示すものである。すなわち，社会力のなかの健康を守るはたらきには，病人に現れた病状の意味を究明し治療方針を立てるはたらき（図2下の横の矢印）と，その状態で過ごす24時間の生活の仕方をととのえるはたらき（縦の矢印）との2方向があるという指摘なのである。このあと彼女は看護師に必要な知識は医師に要求される知識とは異なると言っているのであるが，健康を守る2方向のはたらきがどのような事例からも事実としてとり出すことのできる性質であることを認めるならば，看護師は生活の調整に関する専門家としての知識・技術を修得しなければならないことが自明となろう。たとえば看護師にとっての医学は，同一対象の健康現象に対する他の専門職の判断・処置を理解しつつ生活調整を工夫していくためにこそ学ばれねばならないのである。看護するために必要な知識・技術の範囲とレベルをしっかり見定めるために，看護の目的意識のより詳しい位置づけを試みておきたい。

Ⅲ 医療関係者の目的意識にはどのような区別と連関があるか

まず医療関係者は，健康を守るという共通な目的意識に支えられた職種である。看護師も共通な目的意識のもとに仕事を分担している。

現実に私たちは，どのような対象に対しても，早くよくなってほしい，少しでもよい状態で社会復帰してほしいと願っている。つまり，私たちの行動の結果として健康の状態が好転することを願っているのであるから，これが看護の目的意識の**普遍性**として位置づけ

られる。次に私たちは，医師の治療方針にしたがって，絶食したり，ギプスを巻かれたり，手術を受けたりという特殊な日常生活を強いられている人々に対して，どのようにすればより安楽に過ごせるかと考えて工夫している。つまり対象は健康の状態に応じた日常生活をおくるよう専門家から規制を受けているのであるから，その特殊な生活過程そのものを援助するという目的を，看護が担っている**特殊性**として位置づける。さらに私たちは対象一人ひとりの条件が異なっていて，その条件を無視してよい場合もあるが，無視してはいけない場合もあることを知り，一人ひとりにあわせなければと感じ行動している。それは人間は誰でも自分自身の頭脳のはたらきによって生活しているのであって，その生活のなかに一人ひとり異なっているという事実を認めるから，その人にあわせようとしているのである。そこで，このレベルのはたらきを看護の**個別性**として位置づける。以上から目的意識を次のように構造的に表現することができる。

- 健康を守るすべての職種に共通な目標
 ⟶健康状態を好転させるための援助
- 看護職が特に果たそうとしている目標
 ⟶特殊な生活過程を安楽に過ごさせるための援助
- 個人に直接はたらきかける目標
 ⟶その人の個別な認識を尊重した援助

すなわち，看護師のどのような小さな行動にも，この三レベルの目標を同時に満たそうとする一貫したとり組みが必要だということである。看護観をこのように規定するならば，いつ，どのような場合でも，どのような対象に対しても，この人が「悪化しないために」

「できるだけ安楽に」「前向きに生きていけるよう」看護師として何をなすべきか？　と自問しながら，自分の能力を傾けることができるのではないだろうか。

　ちなみに，医師の目標は，特殊性の部分に，診断・治療といった医師だけに期待される能力を傾注する目標が入ればよいであろうし，保母の場合には共通性の部分が健康状態を好転させるという広がりではなく，人間としての成長発達の面だけに限定した目標になると考えられる。社会的な分業体制を目標でとらえてみると，それぞれの役割が大変よく分かって面白いと思う。

　このような目的意識のとらえ方をすると，看護職が専門職業として脱皮するためには，それぞれの目的意識を貫けるだけの能力を身につけなければならないことが明らかになって研鑽の方向が明確になろう。すなわち，科学的な健康観，科学的な生活観，科学的な認識論をもつことが不可欠である。そして，これらの学習の前提として，人間をどのように位置づけどのようにとらえるかという看護のための対象論に課された重みがずしりと伝わってくる。人間の科学的な追究こそ看護観の等質性を支える土台になるのである。

第三章　対　象　論

看護のための人間論を打ち立てる必要がある

I　人間は生物体・生活体の統一体である（人間一般論）

　どのような対象であろうと存在しているものは，誰がどう見るかに関係なく客観的に存在している。しかしそれらはすべてさまざまな側面をもっているし，立体的な構造をもっているのであるから，見る人の見方によって異なって見えてくるものである。したがって看護学における対象論は，看護実践に役立つ人間論として展開する必要がある。すなわち，看護の対象である人間を見つめたとき，看護の目的に照らして"何をしなければならないか"，"どのようにすればよいか"の判断がひき出されてくるような光の当て方（看護学的視点）で，人間のとらえ方の広がりと深さが決定される必要がある。

　たとえば，医師が手術をする場合に必要な知識は，人体の機能や臓器の機能のレベルでとらえた知識だけでは役に立たず，組織や細胞のレベルでの変化に対応できる精密な科学的知識がなければ手は下せないであろう。しかし，手術を受ける患者を看護する看護師に必要な知識は，どのような状態の対象でも生命力の消耗を最小にするよう生活過程をととのえることが目的であるから，手術がどのよ

うな点で生命力をおびやかすのか，どのような**生活の仕方がよい状態にととのえたことになるのか**といったレベルで対象を見つめられるように自分の頭を訓練しておかなければ，患者の変化に対応した生活の仕方をととのえていくことはできない。もちろん，どんなに深く学習してもよいのであるが，"度はずれの知識の深さは思考をまどわし力を弱める"（ポー『モルグ街の殺人』）のであるから，看護のための対象論の広がりと深さは，日常の生活過程を見つめられる大づかみなとらえ方でまとめた上で設定する必要があろう。

　この作業をする際に重要なことは，科学的な看護をめざすからには，科学的な人間観に立つことが必要条件であり，生活過程の見つめ方も学問的な正確さを内にもった形で大づかみにとらえるのでなければ役に立たないということである。つまり，事実のなかの論理

註）毎日新聞に，地球がまるいということを例にひいて正確さということを論じた随想があった（内田義彦「正確さということ」S. 48. 7. 3, 4）。エベレストや日本海溝などを知って地球に凹凸のあることを学び，赤道半径のほうが極半径より長いことを知った人が，地球を夏みかん型だと思ってしまう。つまり専門的な知識をもつにつれて真の正確さから離れた認識を抱いてしまう人が著者自身を含めてたくさんあることを反省した一文であったが，私たちのまわりにもこれに似たことがたくさんある。血圧値や検査データの一部の結果からすぐ実体に障害があると断定してショックを与え，ますます血圧値を高めたり，治療によって別の症状をひきおこしてしまうなどといった事例は，部分を全体の部分として位置づけることを怠った例である。事実とその受けとめ方とは分けて考えなければならないのである。

　けれども一言つけ加えておくならば，地球がまるいという小学生と，専門的な知識をもった上で地球を手でつかめる大きさに表現したら夏みかん型ではなくて球型なのだと考える人とでは，**認識のあり方はまるで違うのである**。このことを内田氏は見落としている。地球を実体の大きさで想像するならば夏みかん型のほうが正しいわけであるから，私たちは何をどのレベルでとりあげるのかをいつも明確にしておかなければならない。

を見出すことが大切なわけで，具体的な知識なくして大づかみにすると本質をゆがめるおそれがある。たえず事実とのつきあわせを行い事実によって語らせる態度を貫きながら抽象し，それが一般論として使えるかどうかを事実の上に具体化しながら確かめていくことが大切なのである。そこで，看護のための人間論を構築するためには，人間が生きかつ生活しているという具体的な事実から抽象した本質的なあり方を前提にすえて個々の生活現象を見つめられるようにすることが大切だということになろう。

　今日，看護界で最も多く用いられている人間観は，人間には身体があり，精神があり，社会を構成している一員でもあるのだから，三つの側面を統一的にとらえようという見方であろう。これは WHO の健康の定義に示されたとらえ方であって，一見非常に分かりやすいのであるが，現実の対象に接した場合には人間の把握が平面的・断片的かつ直線的なとらえ方になりやすく，人間のもつ社会性を立体的な構造としてとらえにくいという難点をもっている。

　身体的といっても遺伝子に規定された条件もあれば，公害病のように生活過程のなかでつくりあげられた条件もある。精神的といっても同様に，ホスピタリズムの現象を解くには，病院での生活過程を問題にしなければならないし，入院しなければならないという身体的な条件も無視できない。社会的と考えても，一人っ子だとか，山国で生まれたという条件と，自分の意志で職場を選んでいるという条件とは本質的に異なっている。つまり，身体的・精神的・社会的存在として人間をとらえるとらえ方は，人間には身体があり心があり社会とのつながりで生きているという現象をそのまま表現しただけであって，そのつながりや違いについて言及していないのであ

るから，そのような対象の見つめ方から看護の行動をひき出してくることがむずかしいのは当然である。そこで，もっと抽象化を進めて人間の本質的なあり方をつかむ必要があるという結論に達したのである。

　こうして，"人間が人間であるために見落とせないあり方は何か"を抽象する作業に入り，結論として，人間はヒトという生物であるということ，および人間社会のなかで互いにつくりつくられるということをひき出した。一人の人間を，生物体としてのあり方と生活体としてのあり方との**統一体**として把握しなければ，人間を全人としてとらえたことにはならないということである。つまり，生物体としてのその人のあり方，生活体としてのその人のあり方の両面を，ごちゃまぜにしたり切り離したりするのではなく，異なる側面として見抜くことができ，しかも一方が他方に影響を及ぼしているという有機的なつながり（区別と連関）で受けとめるならば，その人にあわせた看護の方法をひき出しやすいのではないかという発想である。この人間観を示したのが図3である。

　人間は自然のなかに生まれた生物の一種であり，無生物とともに自然界のもろもろの影響を受けているのであるが，無生物と生物の本質的な違いは，当然人間にもそのまま受け継がれている。すなわち，無生物は自然界の影響を受けて変質したり破壊されたりするのであるが，生物は物質代謝という内的な過程を営みつつ自然界での存在を維持しているのであって，人間も物質代謝が停止すれば死んでしまう。この意味ではまったく他の生物と同じであるが，人間が他の生物と本質的に異なる点をも明らかにしなければならない。それは脳細胞が高度に発達しているために，生命の維持を受動的に行

第三章 対象論 39

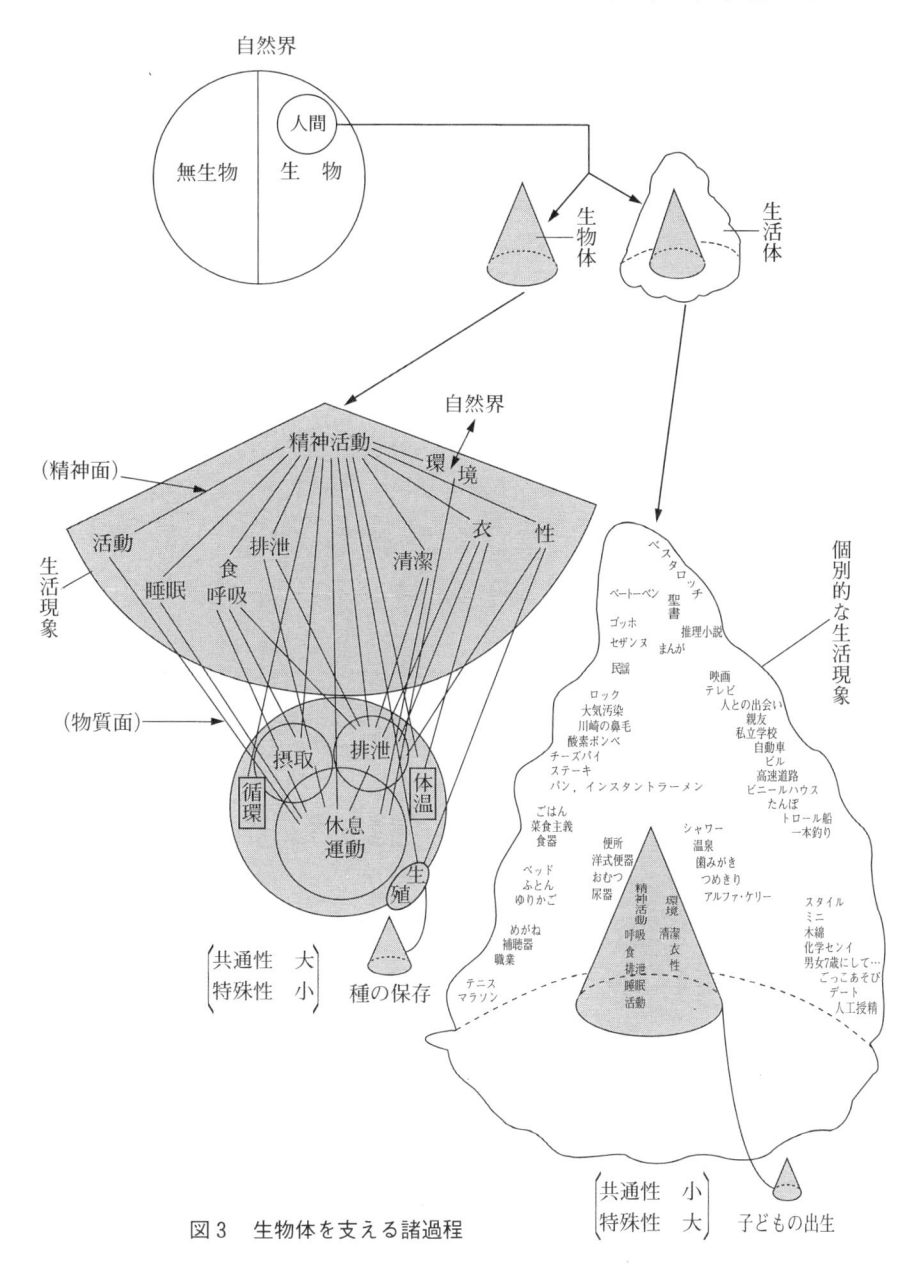

図3 生物体を支える諸過程

うのみでなく，意識的に計画的に自然をつくりかえてその結果を役立ててきているという点である。こうしてつくりあげられている人間社会のなかに，それぞれ個別な関係において存在しているのが一人ひとりの人間であるから，この人間としての共通な側面を生物体と定義した。

　図3は，円錐形とその展開図を用いて，生物体のあり方を説明したものである。底面に生物としての本質である物質代謝を摂取と排泄として示し，そのはたらきは休息・運動と深いつながりをもっていることを示した。物質代謝の担い手は循環であり，循環によって人間に必要な一定の体温が保たれている。この底面のあり方はいずれ機能を停止する（死滅する）が，他の個体を生み出すことで種の保存がはかられる。また人間の脳細胞が非常に発達していて生命の根底とそれぞれつながって調節している事実を円錐形の頂点に位置づけることで表現した。

　側面の展開図は生活現象を大づかみにとらえたもので，それぞれが底面と頂点を結ぶ線をもっている。底面への線は物質面を，頂点への線は精神面を示したものである。脳細胞のはたらきは諸機能を直接的に調節するだけでなく，日常の生活様式との間接的なつながりの経路をもつからである。

　例で説明しておくならば，摂取には酸素と栄養物があり，日常生活の様式としては呼吸と食になる。人間らしい呼吸の仕方があり，人間らしい食のとり方があるということである。その人間らしいとは，精神のはたらきによって呼吸や食が左右されることもあれば，逆に呼吸や食によって精神活動が左右されることもあるという関係である。また，人間だけが衣服をつけようと考えたという最も人間

らしい生活様式も，脳細胞の高度に発達した結果であるし，人間にとって最も動物的である生殖という機能をみても，本能だけでなく，いかに精神活動の影響を受けるかを理解することができる。

　この生物体の特徴をまとめれば，ヒトの遺伝子に規定された人間としての共通性が大であり，わずかにその人のもらった遺伝子による特殊性をもっているということになる。親に似て眼の大きい娘が生まれてもその眼の大きさには限界があり，直径5cmもの眼は見たことがない。また，魚のように眼をあけたまま眠りたいといったとしても，眠ってしまえば眼はつむってしまう。まぶたのない人間はいないからである。

　精神活動も無限の可能性を秘めてはいるが，どのような文化的遺産を選択的に受けとり，常に動きつづける文化の波にどう反応するかでその人らしさが形成される。そして結局はその人の人生観となって日常生活のあらゆる面に影響を及ぼす。食べるために働くのか，楽しく過ごすのが生きがいか，学問や道を求めることを最優先させるのか等々の人それぞれの生き方が定まってくるのであるが，同時にそうした生き方・ものの考え方は絶えず他人の影響を受け，また自分も他人に影響を与えて変わっていくものである。ということは日常の生活過程の一コマ一コマが重視されねばならないことを示す。ペスタロッチやベートーベンやゴッホは死んでしまったけれども，その精神は本や音楽や絵画に表現されて私たちの目前にあるが，これは当時の彼らの精神が物質に対象化されているということである。それと本質的には同じ意味で，私たちは毎日他人の身体的・精神的活動の対象化された数々の物質や観念を受けとっているのであって，こうした社会的協働を無視しては，私たちのまわりのさまざまな現

象を正しく解くことはできない。

　生活体の側面は，その人がいつ，どのような家庭に生まれ，どのような育てられ方をしたか，そのなかでどのように個性を発揮してきたかという生活過程に大枠をはめられている（たとえば小児科の教授がパンダを知らなかったという事実から，その学究生活ぶりが話題になったり，戦争体験をもたない若者に防空壕の意味が分からなくても無理はないなどである）。しかし，どのように個性的な人であっても生物体のあり方を無視して生きかつ生活することはできない。

　このようにしてすべての人間は，人間に共通な特徴をそなえた生物体としてのあり方と，その人らしい特殊性・個別性を表す生活体としてのあり方とが有機的にからみあって統一されている存在であると概念規定をすることができたのである。

　これは本質的なレベルでの人間一般論である。したがってこれを媒介に具体的な人間を見た場合に，人間としての特殊性や個別性が順次浮きぼりになってこなければ，正しく抽象されていたことにはならない。つまり，生物体としての人間は質的に高いレベルの脳の発達をみているから，精神と身体とが微妙に反応しあう事実や，欲望をもったからといって直ちに行動に移すとは限らないという事実などが，人間の生物学的な特徴なのである。生物体＝身体ではないのである。生活体の概念も決して精神とイコールではない。人間は人間社会という協働体のなかでのみ人間として完成していくということは，狼に育てられた少女の記録をみれば納得できる事実である。人間は特定の人間によって育てられるが，その生活過程において無数の人間の労働によってつくりだされた物質によって身体も成長す

るし精神も発達していく。また特定の社会集団のもつ言語や習慣やその他の社会的規範を受け継いで成長していくのであるから，生活体の概念に身体的・精神的につくられていく過程が含まれている。

　一人の人間を，生物体であり同時に生活体であると認識することによって，人間としての共通性も特殊性も論理的にとらえることができる。たとえば人間の日常生活行動の一つである入浴という行動をとりあげてみても，生物体であるという認識から，生きているかぎり不断に行われている摂取と排泄の結果，洗い流さなければ皮膚を清潔にすることはできないという人間の共通性が認識され，しかも成長の段階によって清潔を保つという必要性も異なってくることが分かる。しかしもう一方，生活体であるという認識から，民族による入浴の方法が異なったり，人によってぬる好きだとかあつ好きだとかがあるということや，毎日入らなければ堪えられないような人もいれば，2，3日に1回で十分というような人もいるというような人間の特殊性や個別性を認識することができるのである。

　これを身体的・精神的・社会的という概念でとらえようとすると，ともすると平面的な認識になりやすい。また社会的背景というような個人を浮きぼりにする発想からは，生活過程のなかで互いにつくりあう社会的個人という変化の過程がずりおちる傾向が出てくる。看護という仕事が，対象の生活過程に密着して個別的な援助を行う点に独自性をおいている以上，その方法が自然にひき出されてくるような"対象の理解"ができるように自分の頭脳を鍛える必要があると思うのである。

Ⅱ　生活過程の本質（人間の生活一般論）

　看護は対象の生命力を消耗させるものを発見して，それらを最小にするような24時間の過ごし方をその人とともにつくり出していこうとする。したがって，人間の生活現象のなかにどのような法則性がひそんでいるかを見つめ，健康的な生活に必要な諸条件を明らかにしておく必要がある。

　私は入学当初の学生に，24時間の行動を書き出させているが，学生たちがきまって発見することは，大きく二つのことである。一つは，「みんな同じことをしているのね」であり，もう一つは，「書くから同じになるけれど，話してみるとみんなずいぶん違うわ」ということである。前者は「起床」「排泄」「洗面」「身じたく」「掃除」「食事」「通学」「学習」「おしゃべり」「テレビを見る」などということであり，後者は「ひとりでに目覚める」「名前を呼ばれて」「ふとんをはがされて」「目覚し時計で」「タイム・スイッチで始まったテレビの音で」などということである。そんなことは当たり前であるが，科学するとは，当たり前のことのなかにどのような論理がひそんでいるかを探り出すことである。なぜ人間が同じことをしており，また一人ひとり違ったあり方があるのかを解いておかねばならない。なぜならば，どのような現象にも存在しているものにはそれなりの合理的な根拠があるはずだからである。

　さて，後者のいろいろな例は「起床」という生活現象の具体的なあり方を述べたものであるから，一つのことを抽象的と具体的とに書き分けたということであって，抽象的に表現したときには，"みんな同じことをしている"と感じ，具体的に表現したときには"み

んなずいぶん違う"と感じるということである。

　これは人間が，大づかみにとらえれば同じであり一人ひとりを観察すると違うという存在であることの表れである。同じことをしているということは，生きかつ生活しているということに不可欠な要素であることを示唆しており，そのことが健康にとってどのような意味をもつのかを明らかにすることができれば，そこからひるがえって一人ひとり違う生活の仕方が，健康によい条件をふまえているのか，それとも健康を損なう因子としてはたらいているのか，などと見つめていくことができよう。

　たとえば，「起床」という生活現象は，眠りという休息の期間に細胞が自己を更新できたということを意味している。よい目覚めが健康のよい状態の指標に使われるのは，生物の本質である運動能力が再生産された保証ととらえることができるからであろう。これが生活現象の物質的な側面であり，毎朝めぐってくるくり返しの重要な一面である。

　どのような起き方をするかについては，その人の精神のあり方が影響するので，一人ひとりの学生の顔を眺めただけでは分からない。けれどもみんな人間の社会で育っているのであるから，起き方としては，自分で起きるか，他人に起こしてもらうか，目覚し時計などの道具（他人の労働によって生産された物質）の力を借りるかの三通りとその組合わせしかないであろう。そして，ある日の起き方はその人の，その日の活動の仕方と無関係ではあり得ない。したがって特定の人に対しては，その人について知っていることから予想して「起こしてもらわなければだめでしょう」「今日は呼ばれなくても一人で起きられたでしょう」などと聞いてみることができる。こ

のような問いかけは，人間を物質面と精神面が統一された生物体として認め，そういう存在がくり返す生活現象にはすべてに物質面・精神面があることを前提にして，その人の生活体としてのあり方を知ろうとしたとり組みであるといえる。つまり，看護師が生活過程をととのえることができるためには，生活現象の物質面・精神面を正しくつかみ，健康という観点からその現象の意味を本質のレベルでしっかりとらえておく必要がある。そのために「起床」という生活現象をもう少し突っ込んで考えてみよう。

　「起床」ができたのは，「睡眠」という休息の時間に「運動能力」を再生産できたからであるが，その再生産は，自然界から物質を摂取すること，摂取した物質が酵素やホルモンのはたらきに支えられて化学反応が進むこと，化学反応に最適な温度が維持されること，循環させること，不要物・有害物が排泄されることなどが順調に進むことを必要としている。これらの諸過程は，生命を維持するために不可欠な過程であるから，意識を失っても営まれるという特徴をもっている。

　そこでこれら直接的に生命維持にかかわる諸過程を「生命を維持する過程」としてまとめておこう。

■生命を維持する過程

　生命は，からだのすみずみにまで必要な物質を運搬する循環によって直接的に維持されている。運搬する物質のうち最も重要なのは酸素であり，これは呼吸によってとり込まれる。循環は生命活動の結果生じた熱をも運搬し，体温を一定に保つはたらきと関わっている。この循環・呼吸・体温は生命力の状態を敏感に反映するので，

これらの過程が調和のとれた状態にあるのか，バランスの乱れを示しているのかを常に把握して，よい状態にととのえるための必要条件を満たすような生活の仕方を考えるのが生命を守るという看護の第一義的なはたらきである。そこで，これらの過程の必要条件を次に示しておく。

❶ 循環は，健康にとってどのような意味をもつか（必要条件）

精神面	意識にのぼらない，異常感がない
物質面	酸素・二酸化炭素・栄養物・老廃物・熱などの運搬

❷ 呼吸は，健康にとってどのような意味をもつか（必要条件）

精神面	呼吸に異常感がない，呼吸について満足感がある
物質面	酸素の摂取と二酸化炭素の排泄

❸ 体温は，健康にとってどのような意味をもつか（必要条件）

精神面	意識にのぼらない，熱感・冷感がない
物質面	物質代謝に最適な温度の保持

これらの過程は人間がこの自然界のなかで生きることを保証するものであるから，どのような社会関係のもとに生まれても比較的早期に一定のリズムを獲得し，精神の発達に伴って生じてくる個人差も比較的少ないものである。

ところが生後徐々に獲得していく運動と休息のリズムや能力，食

と排泄のリズムや自立能力，衣の着脱，清潔の習慣などは，一人の人間がどのような小社会のなかに生まれるかによって大きな影響を受ける過程である．しかも精神の発達のあり方にも大きく関わってくる過程であるから，人間としての成長発達という観点からそれぞれの過程の必要条件をおさえておく必要がある．そこでこれらをまとめて生活習慣を獲得し発展させる過程とした．

■生活習慣を獲得し発展させる過程

❹　運動は，健康にとってどのような意味をもつか（必要条件）

精神面	意識にのぼらない，姿勢・動作・反射運動・感覚に異常感がない
物質面	姿勢の保持・反射運動・感覚・動作を通じエネルギーの消費，日常生活動作の自立

❺　休息（睡眠）は，健康にとってどのような意味をもつか（必要条件）

精神面	不眠の意識がない，疲労感が残らない，活力を感じる
物質面	栄養物の補給，細胞の再生産，エネルギーの蓄積，休息・睡眠の自立

❻　食は，健康にとってどのような意味をもつか（必要条件）

精神面	食物摂取の満足，食を楽しむ認識の満足
物質面	基礎代謝・生活労作にみあったエネルギー源・細胞の再生産・成長に必要な栄養物の摂取，食行動の自立

❼　排泄は，健康にとってどのような意味をもつか（必要条件）

精神面	排泄の異常感がない，排泄に伴う不快感がない，快感がある
物質面	不要物を体外に出す，排泄行動の自立

❽　衣は，健康にとってどのような意味をもつか（必要条件）

精神面	衣をつけることによる快感，美的感覚の満足，場における安定
物質面	体温の調節，皮膚の保護，排泄物の吸着，衣の着脱の自立

❾　清潔は，健康にとってどのような意味をもつか（必要条件）

精神面	清潔行動に伴う快感，清潔や美に対する観念の満足
物質面	皮膚粘膜からの排泄物・付着物を取り除く清潔行動の自立，環境保清

　これらの過程は習慣として獲得される時期に健康的な習慣を身につけることが基本である。なぜならば一度身についた習慣を変えるのは大変むずかしいことであって，強い意志の力を必要とするからである。

　このような生活習慣の本質的な見つめ方をしておくならば，人間の一生には思わぬ疾病や傷害に見舞われることもあれば老いも確実にやってくるのであるから，これまでと異なる新しい生活習慣を獲得しなければならない事態が生じたとき，基本線をおさえて具体化

をはかる上で役立つであろう。

　人間はこのようにして生まれ育った環境の自然的・社会的な諸条件の影響を受けながら次第に個性的なものの見方，考え方を身につけて，自己の意志で社会の一員として参加していく。自立して生活資料を獲得したり家族を形成し子孫を残す過程を，自ら選んだ地域社会の環境との関わりにおいて進行させていくといったあり方である。

　これらの過程は社会関係を維持発展させる過程としてまとめることができよう。

■社会関係を維持発展させる過程

❿　労働は，健康にとってどのような意味をもつか（学習・娯楽を含む――これらの本質は労働と同じ）（必要条件）

精神面	労働の満足感，労働への意志，欲求不満からの解放，生きがい
物質面	生活資料の生産，労働能力の獲得，技能の獲得，エネルギーの消費

⓫　性は，健康にとってどのような意味をもつか（必要条件）

精神面	性差に対する満足感，愛の実現，昇華
物質面	種の保存，家族の形成，社会活動の分担

❷　環境は，健康にとってどのような意味をもつか（必要条件）

精神面	生きかつ生活することに対する不快感がない，生への喜び・充実感がある，創造的な生き方ができる
物質面	①　生命を維持するための物質代謝を保証する環境であること ②　他の生物との共存関係を維持できること ③　有害物・有害微生物から保護されること ④　生存をおびやかされない人間関係が保持されること ⑤　生活を営むのに必要な要求を満たせる社会関係が保持されること ⑥　成長をのばす社会関係が保持されること

　私たちの生活過程を支えている諸過程の本質を精神面・物質面においてとらえてみると，看護する立場の基本的な姿勢が導き出されるであろう。すなわち，「**生命を維持する過程**」は，どのような場合でも満たされるよう社会的にととのえられねばならない。看護師個人としては，どのような人を対象にしても，これらが満たされているかどうかを前提にして仕事を進めねばならないし，満たされていないときには絶対にととのえねばならない。「**生活習慣を獲得し発展させる過程**」は，基本的には人間としての共通な生活習慣を家族のなかで育まれ，次第に個を自覚し個を主張するあり方がでてくる。したがって看護師としてはどのような場合にもまずは個々の生活習慣を受けとめ受け入れ，不健康な生活習慣はどうすれば改善できるかというとり組みが必要となる。「**社会関係を維持発展させる過程**」は個人の自由意志の表れであって他人の関わるウエイトは非常に小さいのであるが，一人ひとりの人間が生きる喜びを実現できなければ真の意味で健康であるとはいえない。そこで，悩みを打ち明けられる看護師に，そして困難ななかでも工夫をこらしつづけら

れる看護師でありたいと思う。社会的な多くの制約のなかで，個を
ととのえ人間らしさをのばしていくためには，人間の生活過程に対
して専門的な見つめ方ができなければならない。

　以上の生活過程の本質から看護学的視点をひき出しておくこと，
およびその視点に立って具体的な現象を見つめる学習をしておくこ
とによって専門的な判断力を育むことが可能になる。その内容は方
法論で展開する。

Ⅲ　対象の特殊な生活過程をどのようにとらえるか

　私たちの対象は，実際には数々の健康上の問題をかかえている。
健康上の問題がたとえ本人に意識されていなくても，専門家として
は，"健康上の問題はないか"と思ってみる必要があるし，また発
見できる能力をもっていなければならない。

　健康上の問題を生じる諸条件とは，看護学的にいえば，生活過程
を変化させる要因である。人間が生活の仕方を変えねばならない一
般的な要因としては大きく次の四つが考えられ，これらのさまざま
な組み合わせが対象の特殊性を決定する。

① 　発達段階
② 　生活過程の特徴
③ 　健康障害の種類
④ 　健康の段階

　ある患者が健康上の問題をもっているということは，換言すれば
特殊な生活過程を強いられているということでもある。看護師とし
て対象の生活過程をととのえるためには，どのような生活過程を強
いられているかをとらえねばならない。

心筋梗塞の患者を例にとろう。心筋梗塞をとりあげる視点にはいろいろあるが，看護師は，この患者の生活過程をととのえるために心筋梗塞をとりあげる。まず健康障害の種類であるが，心臓のはたらきは，生命の維持に不可欠な物質代謝の担い手である血液を，体内くまなく循環させている原動力である。心筋梗塞は心筋への血行が一時的に停止することからひきおこされた障害である。つまり，循環の中心的存在である心臓自身の物質代謝が障害されたのであるから，生物体としての存在をかけた影響が全身に及ぶことが分かる。そこで一方では，物質代謝をはげしく要求する生物体のあり方をできるだけおさえなければ，心臓はその負担に堪えることはできないだろうということ（酸素使用量の急激な増加を避ける），他方では，生物体としての能力，すなわち直ちに平衡をとり戻そうと活動を始める"自然治癒力"を促進させるような刺激を維持しなければならないという矛盾した認識をひきだしてくることができる（副血行路形成の促進）。

心筋梗塞の患者を看護する場合には，その健康障害の種類がその人の生きかつ生活するあり方にどのような影響を及ぼすのかについて，以上のような大づかみな認識を前提として，その患者が現在，矛盾する条件のどちらに重点をかけて療養することが回復への近道になるのかを判断するために情報を求める必要がある。健康障害の種類と健康の段階を見つめて出される医師の指示は，患者が刻々と変化する存在であるから常に条件つきのものである。「徐々に動かしてみよう」という医師の判断をどのように実施するか，その結果をどう読むかなどは看護師の役割であり，健康状態の変化を見つめる眼がなければ，その役割を果たすことができなくなってしまう。

次に，健康障害のあり方が同一のものであっても，その対象の発達段階によって，日常の生活行動への規制のとりあげ方が異なってこなければならない。たとえば，心臓の障害をもつ子どもの場合，"酸素の消費量の急激な増加を避けなければならない"という事実と，成長期にある生物体として"酸素消費量の絶対量の拡大は避けられない"という事実との間にバランスを求められる。日常の看護活動において，人間一般のもつ諸能力を順次獲得していく過程において，一体どのような能力の獲得を優先させることが自立の拡大につながるのか，といった視点が必要となるだろう。これが発達段階を見つめることである。つまり，人間が生まれ育ってやがては死ぬということは，すべての人間に共通な事実である。変化しつづける人間の一生を，看護するために大づかみにするならば，成長期，成熟期，老化期（または衰退期）という一連の過程としてとらえることができる。すなわち，日常の生活過程において自力で生きていくことができる時期を成熟期ととらえるならば，それら諸能力を一つひとつ獲得していく時期を成長期としてとらえることができる。また，すでに獲得していた諸能力を徐々に喪失していく時期を老化期としてとらえることができる。そして究極として死を迎えるわけであるが，このような生物体の自然のあり方は，私たちの日常の活動を展開する場合の重要な着眼点となる。

この段階までは，対象の個別性との関連づけをそれほど厳密に行わなくても大づかみな情報をキャッチすることによって方針をたてることができる，というようなことから，これまでとかく個別性をふまえない看護が展開されていたのであろう。実体のもつ個人差の幅はそれほど大きくないから，それでも役に立つ面があるのである。

しかし，実際に多くの患者に接していると，同じ日常生活の規制に対しても，受けとめ方がさまざまであることは誰でも気づくことであるが，これは生活過程の差がもたらすことが多いのである。こうした事実に対する看護師側の受けとめ方は必ずしも科学的な人間観からひきだされたものではなかったため，日常生活の規制にうまく適応している対象は，一般に"よい患者"として歓迎され，適応できない対象に対しては"しょうのない患者"という見方で受けとめられてしまう傾向がある。看護の立場からいえば，対象に行われるさまざまな医療活動にどのように反応しているかという事実を知らなければ，生命力の消耗を最小にしようととり組むことはできないのである。**精神活動は眼に見えないから，エネルギーの消費について過小に評価される傾向があるが**，精神の不安定さが激しく人間を消耗させることは誰しも体験していることであろう。対象の生活過程をととのえようとして，その人の生活のあり方を見つめたとき，物質面の個人差に比べ精神面の個人差が圧倒的に大きいという自覚がなければ，対象の特殊性を浮きぼりにすることはできないし，精神のゆれをととのえることもまたできるはずがない。ただし，その人の生活過程を見つめるということは，表面的なあり方から結論をひきだせるような単純なものではないので，この点については方法論で展開する。

第四章 方法論

看護の方法論は，看護の本質を現実の対象に具体化する思考のすじ道を示すものでなければならない

　看護の方法論は，看護の担い手である看護師が，看護そのものの過程的構造を学問的に追究して，その全体像をつかみとったときはじめて原理的に提示できるものである。それ以外のとり組みから生まれるものは，せいぜいのところ機能を説明する段階を越えることはできない。すなわち地図は，目的地にたどりついた者でなければ書くことはできないのであって，このことは，どのような専門領域においても同じことである。

　私たち看護師はこのことを肝に銘じて，他の学問への依存から脱して私たちの手で方法論を築きあげねばならない。

Ⅰ　看護観から表現技術へ

　看護実践がどのように複雑にみえようとも，ものごとの本質は単純であることを，科学の発展の歴史が教えてくれている。このことは難事業にとり組む私たちにとって大きな励ましになり，また自信をもたせてくれることである。私たちに今必要なことは，単純であるはずの看護の本質を確認しあい，その本質を実践の場で意識的に展開していくことである。すなわち"看護の心"をどう表現するか

の過程を導くものが方法論でなければならない。したがって，日常の実践の小さな行為，たとえば洗髪や注射なども，また医師の指示も，一貫した論理でとらえ得るような全体像を構造化して示すことができなければならない。従来のように一つひとつの技術をばらばらに切り離してとらえる機能主義的な発想から脱皮することが第一である。それを可能にするものは，小さな行為や技術を大きな立場からとらえ返すことである。つまり"看護の目的を達成するために何ができればよいか"という見方で見つめなおすことである。

　まず私たち看護師は，どのような対象にむかっても，生命力を消耗させるものを発見できなければならないし，発見したものをとり除く能力をもたねばならない。すなわち，**対象の看護の必要性を認識できること**と，**必要な看護を実施・評価できること**とが要求されているのであって，前者が看護観，後者が表現技術である。一つひとつの技術は，その技術を使おうとする心，どのような使い方をするかを判断する心と切り離してとりあげるならば無意味となる。

　なぜならば，看護師の援助行為は，対象の生活過程に密着して行われるものであるから，私たちのまわりに存在するありとあらゆる行為が含まれてくるのは当然である。そんなところから，看護を「どんな理屈をつけてみてもしょせんつまらない仕事でしかない」というような第三者的な発言が出てきて，社会の協働体制における仕事の貴賎意識の根強さを知らされたものである。一方，1971年3月に行われた看護研究セミナーの席上で，Dr. エリスが，「患者に

　註）鈴木秀男：看護にのみ独自なものはなにか，看護技術，1970年4月号臨時増刊号，およびこの反論　薄井坦子：鈴木氏の見解は看護にとって果たして有効か？，看護技術，1970年7月号臨時増刊号．

新聞のある部分を読んであげるという行為は誰にでもできる行為であるけれども，看護師がそのときそれを読んであげなければと考えて行ったという点で，それは看護である」という意味のことを言ったが，この言葉のなかに含まれている論理をうっかり見逃してしまうと，看護師は自分の行為を価値あるものとして評価できなくなる。看護師であるからこそ，その行為の必要性が見抜けたのであるし，すぐ行動できたのである。この二人の観点の最大の違いは，看護の過程的構造を見抜けるか見抜けないかの違いから生じたものである。そして，過程的構造を見抜けるか見抜けないかの違いは，人間観の違いからひき出されてくると思われる。

　人間を人間以外のものと区別するもの，それは**有機体**であること，および**認識**があることである。したがって，人間に**直接**はたらきかける看護技術をとりあげるには，有機的なとりあげ方をすることと，認識についてのしっかりした土台をもつことが不可欠なのである。このことを避けて通っている看護の方法論や技術論は，たとえ部分的にはどんなに正しくても看護に正しい発展をもたらすことはできない。それは意識せずして生産技術論に転落してしまうからである。たとえ，それを論じている本人の意識にはあったとしても，一つひとつの小さな技術を，看護過程を展開する技術のなかに位置づけて，意識的に連関させておかなければ，部分的な技術が歪んだ一人歩きを始めてしまうものである。なぜならば，看護観と表現技術は看護観がよければ表現技術もよい，またはその逆というような絶対的なつながりをもつものではなく，相対的な独立関係にあるからである。

　これまでの看護教育の，手順化してしまった技術教育が大きな苦い教訓を残しているので，このことの指摘はいくら強調してもしす

ぎることはないと思う。

　一方，"それだからこそ心が大切だと説いているではないか"と反論される方には，"心と技術をつなげる方法論は？"と質問したい。

　精神看護を説いたり，心を強調したりすればすぐれた看護技術が身につくというような単純な問題ではない。その"心"と"技術"との連関をはっきりさせることこそが必要なのであり，そのように問題を短絡させてしまっては，本質的には自己満足以外の解決策を見出すことはできないであろう。これは要するに，人間に直接はたらきかける領域の技術は，"〜するために"という，本質につながる一貫した論理において築きあげねばならないということであって，看護技術を"看護するために"という論理，すなわち〔**看護観の表現技術＝科学としての看護論の適用である技術**〕として位置づけられる方法論を私たちはもたねばならないのである（図4に看護観と看護技術の連関を示しておいた）。

　看護師の実践を支える看護観が一貫した科学的なものでなければ，展開される技術を"看護技術"にすることはできない。まともな意味での看護技術は，科学的な看護観の確立なくしてはあり得ないということを私は武谷三男氏に学んだのである。

　武谷三男氏は，「技術とは人間実践（生産的実践）における客観的法則性の意識的適用である」と規定しているのであるが，この規定の見事さに感動し，看護観を科学にまで高めねばならないと努力をつづけてきたのである。科学的な看護観の特徴は，人間を対象に

　註）武谷三男：弁証法の諸問題，理論社，1946.

60　第一部　理論編

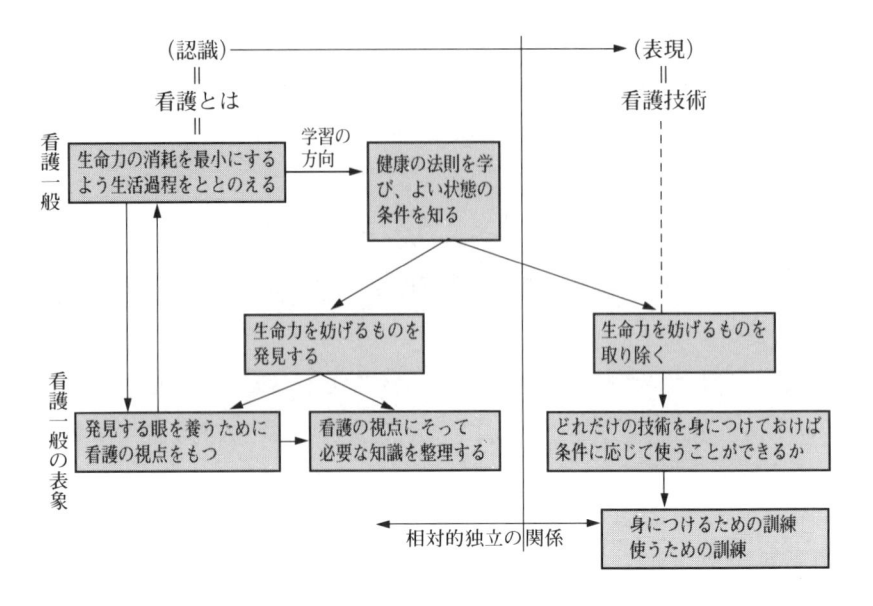

```
(認識)─────────────────→(表現)
   ‖                           ‖
  看護とは                    看護技術
```

図中の要素:
- 生命力の消耗を最小にするよう生活過程をととのえる
- 学習の方向
- 健康の法則を学び、よい状態の条件を知る
- 生命力を妨げるものを発見する
- 生命力を妨げるものを取り除く
- 発見する眼を養うために看護の視点をもつ
- 看護の視点にそって必要な知識を整理する
- どれだけの技術を身につけておけば条件に応じて使うことができるか
- 身につけるための訓練　使うための訓練
- 相対的独立の関係
- 看護一般
- 看護一般の表象

図4　看護観と看護技術との連関

したはたらきであると自覚するところから出発するのであるから，それが技術にまで浸透してどんなに小さなはたらきかけにも表現されねばならない。その本質的な特徴は，はたらきかけの過程の連関が有機的であり，かつ認識を切り捨てていないことにある。そのことを，家を建てるという技術と，健康な体をつくるという技術とを比べながら考えてみよう。

　前者の材料である柱をつくる技術と，後者の洗髪という技術ととり出して比較してみるならば，柱をつくるときに要求される条件は，家を建てる規格にあっていること，柱として美しく仕上がっていることであろう。この同じ論理で洗髪に要求される条件を求めると，健康な体をつくるための条件を満たすこと，つまり健康上マイ

ナス因子をもちこまないということと，頭皮・毛髪をきれいにするということが出てきて，まったく同じかのような錯覚をおこしやすい。

　しかし，ここで現実をよく見つめると，健康な体をつくるという点でマイナスにならないということは，家を建てるための規格に合わせるといった単純なものではないことにすぐ気がつく。プレハブ住宅がどんどん建っているのに比して，洗髪は，外見的にはまったく同じような行動をしていても，人間の手で人間の頭髪を洗うのであるから，場所や道具や湯の温度など洗髪が全身に及ぼす影響は多面的，構造的であり，しかも一人ひとりの個別な認識との触れあいの過程をもっているのである。ここに看護技術を技術一般と区別する特殊性がある。頭皮の排泄物がとり除かれて代謝が促進されたり，全身の循環がよくなったり，さっぱりしたという心理的な効果のほかに，疲れないようにと気を配って寝たまま洗ってあげたつもりが，患者はすっかり緊張して肩がコチコチになってしまったり，手早くすませてあげなければと思う看護師の動作に，乱暴な看護師だと不愉快になったりすることもある，といったことが大きな意味をもってくる。この点を意識してとりあげなければ，"ととのえよう"と思っていながら反対に乱してしまうこともあるのである。

　家を建てるのであれば部分的な技術化が進めば，それらは比較的単純に活用し得るのであるが，看護においては，部分を**全体のなかの部分**として有機的に位置づけて技術化する必要がある上に，もう一つその技術を使う技術をも鍛えねばならないのである。「完璧な技術でも看護技術にならない場合がある」という命題を理論的に解くことができなければ，「手術は成功したが患者は亡くなった」と

いう医師の発言に憤慨する資格はない。

　外国の笑い話に，交通事故の被害者について警官が上官に次のように報告しているのがある。「一カ所は致命傷ですが，あと三カ所は軽傷なので，すぐ治ります」。

　家であれば，くさった柱を切りとってとりかえることが厳密な計算の上で行われ，成功することが多い。人間であるからこそ，部分の全体における位置づけが重要である上に，患者の認識が尊重されなければならないのであって，医の倫理が問われる根源も，高度な技術の歪んだ一人歩きの結果である。専門分化の問題も正しい技術論をふまえて問い直されなければナンセンスというものである。図5は，技術一般と看護技術との連関をはっきりさせるために，美容師の行う洗髪と，看護師の行う洗髪とを比較したものである。

　看護師に必要な認識を切り離して行為のみを分析した看護技術論では，対象にはたらきかけて対象を変えようとする技術をとらえきれない。看護に能動的な設計論を必要とすることは，看護をすぐれた実践であると考える人すべてが認めることである。人形の服や幼児の服をつくるときには型紙をとったりしなくても縫えるが，成人の洋服を縫うとなると，型紙をつくる作業が非常に大きいウエイト

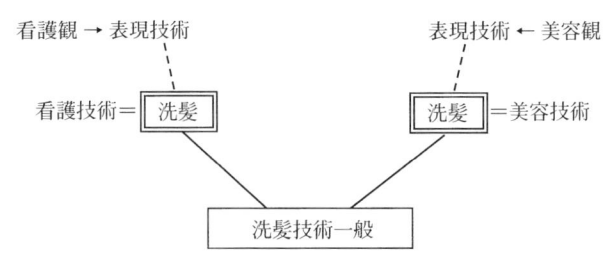

```
        看護観 → 表現技術              表現技術 ← 美容観
                     ┊                    ┊
        看護技術＝ ┌──┐              ┌──┐
                  │洗髪│              │洗髪│ ＝美容技術
                  └──┘              └──┘
                      \                /
                       \              /
                        ┌──────┐
                        │洗髪技術一般│
                        └──────┘
```

図5　技術一般と看護技術との連関

をもってくる。私たちの考えている看護技術が単純な作業ではないからこそ，まともな方法論をもたねばならないのである。

Ⅱ　看護実践の全体像

では私たちの現実の実践の過程的な構造を分析して全体像をとらえることにしよう。

まず看護師は，自分の認識に支えられ，自らの体を使って対象に直接的な接触をもちつつ看護を行う。吸引をしたり，経管栄養食を注入したり，便尿器を与えたり，洗髪や清拭をしたりというような技術であるが，これらを総称して＜実体にはたらきかける技術＞と定義する。このはたらきかけは，板に釘を打つ場合，寝ころんで打ったり，また大工が釘を口にくわえておいて一つずつとり出して打ったりというような行為に対して，板は何ら特別な反応を示さないということとは異なっており，看護師が実体にはたらきかけるあり方は，必ず外的な刺激として対象の脳へ伝達され，相応の認識をもたらすのである。

そこで看護師はそのことをよく意識して行動することが必要となる。と同時に，看護師自身も直接的な触れあいを通して対象への思い方が深まるという影響を受ける。清拭をする場合，できるだけ気持よくしてあげよう，そのためにはどうすればよいか，という具体的なとり組みが無視できないゆえんである。

次に，清拭などという行為を通して間接的に対象の認識にはたらきかけるほかに，対象の認識そのものにはたらきかける技術を看護師は駆使している。"どうして，たんぱくが減らないのでしょうね"とか"寝てばかりいて歩けなくなったら大変だから"などという患

者の不安を受けとめ，どのように答えることで患者の心を安定させることができるのかを考えつつ，その人の認識のレベルにあわせて会話をもつ。これを＜認識そのものにはたらきかける技術＞と定義する。これは，たとえ日常会話であっても，人間と人間の心の触れあいがあれば満足感をもつことができるし，それがひいては身体全体に快適な反応をもたらすのであるから，看護師として大切にしなければならない技術である。

　さて，私は看護師の行う看護は，日曜大工的な，また子どもの遊び着をつくるような単純な仕事だとは思っていないと述べた。もちろん，看護と一口にいっても，大きな仕事と小さな仕事がある。大きな仕事というのは，つまり対象にむずかしい条件がたくさんあって，どうすればよいかを決定するために，多くの知識を動員しなければならないという場合である。小さな仕事というのは，たいていの人が経験的にできるようになっている能力の範囲内でできることを指している。たとえば洋服を縫う場合でも，夏服と冬服ではとり組みが違うであろうし，木綿の服と絹の服でも違うであろう。それにしても，デザインを決め，型紙をとり，仮縫いをして体に合わせ縫いあげるためには，いろいろな知識や訓練が必要である。とはいっても素人が洋服を縫う場合には，デザインブックで気にいったのを探し，そこに示されている型紙のつくり方にそって自分の型紙をつくるという過程をへて縫うわけである。これが専門家となると，デザインする能力も，そのデザインを実現するためにはどうすればよいかも示し得なければならない。布の材質や感触によって，あるいは模様や織り方によって，どのようなデザインが一番その布の持ち味を生かせるかとか，それらによって縫い代の処理の仕方とか，

ボタン穴のつくり方をどう変えたほうがよいか，などといった小さなことにまで注意が配られていたりすると，われわれ素人がみてもなるほどとよく分かり，うまく処理することができる。また，オーダーする客には，その客の好みにあわせて布地を選んだり体型によってデザインを選んだり，つくりあげたあとでも苦情があれば手直しをするなどができねばならない。

　専門家としての看護師も，このデザインする能力，デザインを実現する能力，うまくいかなかった場合には修正する能力が必要である。この技術を＜看護過程展開の技術＞と定義する。＜実体にはたらきかける技術＞も，＜認識そのものにはたらきかける技術＞も，それぞれ小さな看護過程を展開する技術であるのであって，全人的にとり組む＜看護過程展開の技術＞に包含され，その質的なレベル

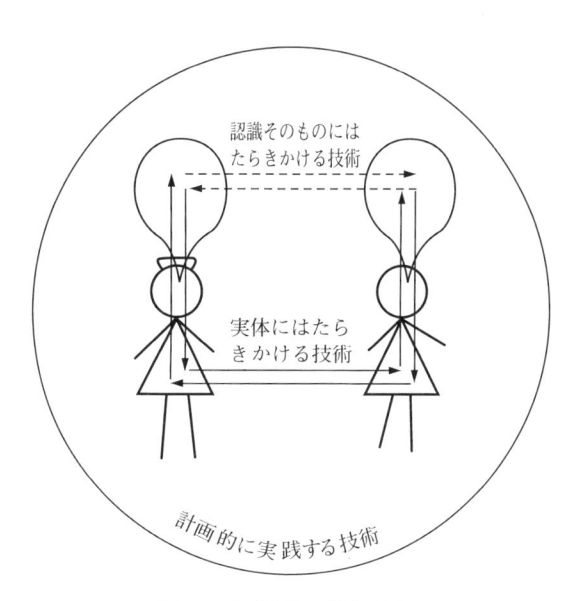

図6　看護技術の質的分類

を支えるのである（図6）。

　看護過程は小さな過程の複合体であるから，看護の方法論は，これらどのレベルの看護技術をとりあげたときでも，同じ発想で具体的なとり組みをひき出せるようになったとき，科学的な方法論の地位を獲得するのである。一つずつとりあげてみよう。

Ⅲ　看護技術の適用過程の分析

　＜実体にはたらきかける技術＞を私たちはどのように現実の対象に適用しているであろうか。私は看護学総論（現在の基礎看護学）を担当するなかで，これまでの看護教育のなかではばらばらに教えられていた一つひとつの看護技術の構造化をはかるとり組みを進めてきた。

　そのアウトラインを述べれば，看護師を育てる基礎教育課程において，どれだけの教育内容を盛り込めばよいかを明確にする作業の一つとして，①現場で使われると思われる技術を洗い出す，②それらを共通な技術群に分類する，③共通な技術の構造化をはかる，以上を通して基本技術・応用技術の立体的な構造図と基礎看護学で教える基本技術・応用技術の一覧表を作成した（表1，図7参照）。

　たとえば「浣腸」という技術を考えた場合，**浣腸をする対象が複雑な条件をもっているからいろいろな技術が使われているのである**が，その条件を分類してみると，特定の患者の個別性を捨象すれば，小児や老人といった年齢的なもの，肛門や直腸に障害があるなどの健康障害の種類，健康の段階が急性期か回復期かなどの特殊性を明らかにすることができる。さらに，それらの特殊性を捨象してみることも可能なので，抽象化をもっと進めると，カテーテルを用いて

薬液を注入して排便を促す技術であるととらえることができる。これを基本技術とし，そのうえに変容因子別に特殊性を加えた応用技術を位置づけることもできる。このような考えで基礎教育課程で教えねばならない「基礎技術」を，「基本技術」と「応用技術」に分けて，教育内容を検討してきたのである。

そして，基本技術については，どれだけの内容を含んでいれば看護技術だといえるか，という分析をしている。

学習のプロセスとしては，基本技術をマスターして変容因子を学習すれば，どのような対象にも，その場の諸条件をふまえて応用できるはずだという仮説（すなわち技術の修得過程には，知る段階，身につける段階，使う段階があるという発想）で進めているのであるが，このことの意味を考えてみたい。[註]

基本技術を設定したり，変容因子を教えたりできるのは，人間が一人ひとり違っていながら共通な面をもっているからである。つまり，基本技術の分析および変容因子の学習は，**生物体としての人間**にはたらきかける技術を明確にしたことである。現実の対象に適用する場合（使う段階）には，**生活体としての側面**に眼を向けなければ，よい看護にはならない。たとえば浣腸を初めて受ける人であるとか，頭髪を寝たまま洗えることを知らない人に実施して，それを**看護**にするためには何が必要であろうか。日常，熱めの湯で洗っている人とぬるま湯で洗っている人の違いを考慮しないとしたら？ とか，人の世話にならないことを信条にしている人であることを知らなかったら？ などを考えると，対象の生物体としての条件が浣

註）詳しくは，薄井坦子編，千葉大学看護学部基礎看護学講座：Module方式による看護方法実習書改訂版，現代社，1990. を参照していただきたい。

表1　基礎看護学で教える基本技術（1978年度）　　　千葉大学看護学部

学　習　項　目	基　本　技　術
［看護技術総論］ 1.　看護技術についての理論的理解 2.　看護技術修得についての理論的理解	— —
［看護方法］ 1.　看護場面に共通な基本技術	
1）コミュニケーション技術	「事実・認識・表現」「体験・追体験・観念的追体験」
2）観察技術	「実体の観察」「認識の観察」「関係の観察」
3）記録・報告技術	「実体の記録・報告」「認識の記録・報告」
4）看護過程展開の技術(1)	「事実・資料・情報」「目標の具体化」「過程分析」
5）安全をまもる技術	「消毒」「無菌操作」「ガウンテクニック」「手洗い法」「滅菌手袋の装着」
6）安楽と効率を高める技術	「ボディメカニックス」「ベッド・メイキング」「安楽」
2.　生活過程をととのえる看護技術	
1）生命を維持する過程　　循環	「脈拍測定」「血圧測定」「圧迫除去」「指圧」「マッサージ」「止血法」
体温	「体温測定」「罨法」
呼吸	「呼吸測定」「肺活量測定」「呼吸を楽にする体位」「蒸気吸入」「酸素吸入」「薬液噴霧」「深呼吸のさせ方」「痰の喀出のさせ方」「吸引」「人工呼吸」
2）生活習慣を獲得し 　　　発展させる過程　　　運動	「良い姿勢」「体操」「歩行介助」「良肢位」「体位変換」「移動」「移送」「他動運動」「抑制」
休息	「全身の緊張のほぐし方」「自律訓練法」

		食	「食の観察」「食事介助」「経管栄養法」
		排泄	「便・尿器の与え方」「浣腸」「導尿」「留置カテーテル法」
		清潔	「清拭」「足浴」「洗髪」「口腔内清潔法」「剃毛」
		衣	「衣の交換」「シーツ交換」
3）社会関係を維持発展させる過程		労働（含学習・遊び）	―
		性	―
		環境	「環境調整」
3. 診断・治療をたすける看護技術			
1）診察と看護			「診察の介助」「死後の処置」
2）検査と看護			「採血」「赤血球沈降速度測定」「尿比重測定」
3）与薬と看護			「経口与薬」「皮内・皮下・筋肉内注射」「輸液の介助」「塗布」
4）手術と看護			「剃毛」「包帯法」
5）リハビリテーションと看護			―
6）その他の治療処置と看護			「洗浄」
4. 看護過程展開の技術(2)モデル学習			「情報の整理」「目標の設定」「記録」

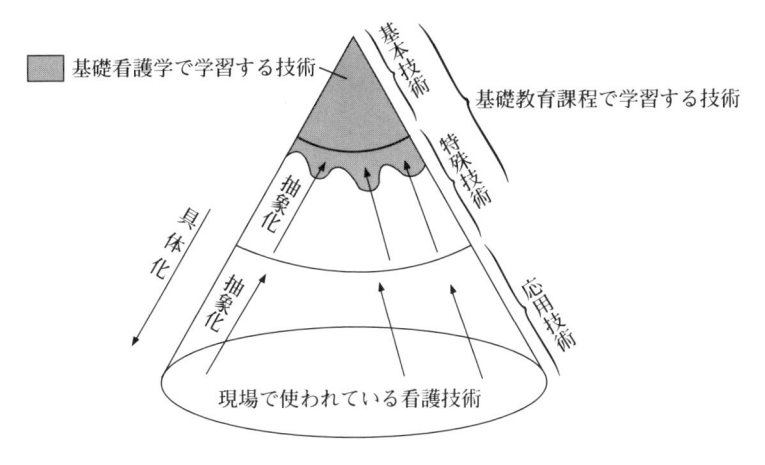

図7　技術の立体的構造

腸や洗髪をする必要性とその規制条件を決定するのに対し，対象の生活体としてのあり方が，どのようにすればよいかの細部の行為を決定するという論理をひきだしてくることができる。この観点を落とすと，健康の状態にマイナスの行為をするかもしれないし，特殊な生活過程でさらに苦痛を強いるかもしれないし，やりきれない気持に陥らせてしまうかもしれない。この技術は，看護する心を自らの身体を用いて表現するという特徴をもっているから，物品を使う場合でも**自らの身体の一部またはその延長として機能し得るように**なるところまでいかなければ専門家の技術とはいえない，というきびしい一面もある。このことを理解することによって，看護師が自分の行為の一つひとつを"看護にしなければ"と，未熟な技術を克服しようととり組むエネルギーが高まるであろう。

　＜認識そのものにはたらきかける技術＞においてはどのような論理がひそんでいるであろうか。
　ある患者とのコミュニケーション過程を分析してみよう（図8）。
　たとえば [A] は手術後，順調に回復して歩行できるようになり，食事が運ばれてくると配膳車のところまで取りに行けるようになった。そして自分の食事に「肝C食」と記入してあるのをみて，肝臓が悪くなったのかと内心ドキっとしたが（①），確かめるときに「私のは肝C食と書いてあるんですね」と表現した（②）。つまり，言葉で表現したので，言葉のもつ規範に支えられて [B] に伝達され解釈されることになる。[B] は [A] の表情や態度から特別な刺激を受けとめなかったので，言葉をまっすぐ解釈して（③），「そうです。肝C食ですよ」と表現した（④）。[A] は [B] のことばを解

釈するだけではなく，その全体の雰囲気から何かを読みとろうとしたが，忙しそうな様子だけしか感じとれずに，認識Aは変わり得なかったとするとコミュニケーション過程は中断され，認識Aと認識Bの触れあいは深まらない。

　ある看護師が表現Aを聞いたとき，「この人は術後の人だから，肝C食という食事が出ていることに対して解釈しかねているのかもしれないので，高栄養をとるためだと説明しておこう」という認識を抱いたとすると（③），「そうです。肝C食というのは，カロリーもたんぱく質も脂肪も一番高いのですよ。あなたの場合，貧血もあるし，はやく回復していただくために高栄養になっているのですよ」などと表現すると（④），その表現Bは［A］に伝達され解釈されて認識Bのコピー（B′）が形成される（⑤）。［A］は認識Aと認識 B′とをつきあわせるという過程をもつことができて（⑥），「肝臓が悪い

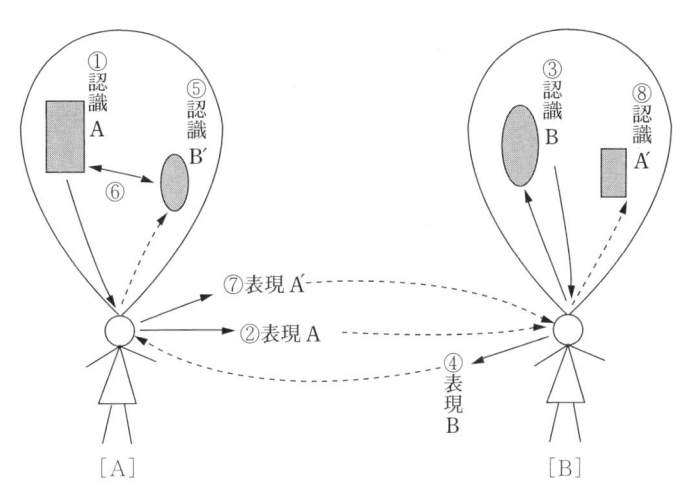

図8　コミュニケーションの過程的構造

わけではないのですか」と一番気になっていたことを確かめる勇気も出てこよう（⑦）。[A] のこの表現を聞いて，[B] は認識Aのコピー（A′）を自分の頭に描き，予想が当たったことを知り（⑧），[A] の認識のゆれをととのえることができた，つまり看護師としての役割を果たしたことを確認できるのである。

　この二人の看護師，前者の [B] と後者の [B] の違いは，[A] の認識を積極的に**予想してみようと思うか思わないかの違い**であって，後者がなぜ積極的に予想してみようと思うことができたのかを探ってみると，手術を受けたという事実，輸血を受けたという事実，大部屋にいて血清肝炎になった人の話を伝え聞く可能性があるというような生物体の条件を前提にして，"遠慮がちに考えながら物を言う人である" とか，"小さなことでもよく気がつく人である" とか，"何でも理由を知りたがり，納得するとさっぱりする人である" などという生活体の反応をとらえていたために，積極的に予想していくことができたと思われる。どんな小さな言動でも対象の生物体・生活体の両側面から見つめると，その言動につながる物質面の根拠と精神面の影響因子が見えてきて看護の必要性が認識しやすくなるし，どうすればよいかの見通しが立って実施しやすくなるといえよう。なお，念のために＜認識そのものにはたらきかける技術＞を認めない立場をとる学者，すなわち "看護は科学でわりきれるものではない" とか，"技術に心が加わったものが看護だ" と主張する机上学者が多いので次のことを確認しておこう。

　科学も技術も物質面だけの発展を担っているものではない。心についての法則性や人間がつくりあげている社会生活を解明するための精神科学，社会科学も発展させてきているのである。科学の性質

は対象の違いによって変わるので，自然科学のように"精密"な理論を社会科学や精神科学に求めてもそれは的外れである。その人の精神はその人の身体の状態やその人をとりまく環境の影響を受けるから，物質に比べ条件によって**左右されやすい**のである。この事例でいえば，「肝Ｃ食の患者にはその内容を説明すれば安心させることができる」などと一般化することはできない。しかし，だからといって，そこには何ら法則性はない，その人とのそのとき１回限りのできごとにすぎないと決めつけるのではなく，どのような条件をみてこのような対応をしたのかと意味を探っていくことが大切なのである。さらに，この患者の場合は，肝臓が悪くなったのではないかと考えており，その認識は感性のレベルではなく，理性のレベルにおける認識が不安定なために生じた不安だといえよう。このようなときには，理性のレベルで問題を解こうとして答えなければ，不安の解消には役立たないという法則性がある。しかも患者は医療に対しては素人であるから，イメージを描きやすいように表現を工夫することによって，よりよく解釈できるよう援助することができる等々，この事例に対する接し方は，人間の認識についての法則性を意識的に使っている実践であるから，これも一つの技術である。

　1970年に開催された万国博で大きな混乱を避け得たのは，人間は少しずつ動いていると安心するという心理学者の助言にしたがって，押しかけた群集を絶えず少しずつ移動させたことによるという新聞記事があったが，これを，少しずつ動くという**現象**としてとらえるのではなく，移動の速度と行列の長さをみることによって参会者は先を読むことができるから混乱しなかった，というように，つまり**現象のもつ意味**をとり出しておけば，似たような状況に応用できる

技術になる。人間は，自分自身や自分のおかれた状況について明確な像を描くことができなければ不安定な精神状態になるという法則性をもっているからである。

　人間がどういう場合にどういう認識をもつかということは十分確認されていないという意見に対しては，われわれは**看護するために**＜認識そのものにはたらきかける技術＞を高めようとしているのであるから，一人ひとりの対象が，どのような刺激を知覚しているか，その知覚に対して像を描き得ているだろうか，心情的に受け入れられない様子は見られないだろうか，などの看護の視点をもって，個別な対象の認識のコピーを自分の頭のなかに描くよう努力を重ねる以外にないと答えておこう。対象が患者であれば，どのような刺激が患者自身の内部から脳細胞へ伝えられているであろうか，また外部からどのような刺激が加わっているであろうかを患者から学びつつ，積極的に予想をたて確認するというコミュニケーション過程をふんでみて了解に達することができれば，"ととのえるために何をなすべきか" の判断がつくだろう。「習うより慣れろ」と経験を積むことに頼ったり，感受性を高める訓練だけに頼るのではなく（両者ともに感性的な認識のレベルにおける学習であって，それだけでは内部構造をつかめるようにはならない），理論を学ぶことと感性をみがくこととの両面がわれわれには必要なのである。経験主義にとどまっていては個別な認識にはたらきかけることはできない。

　＜**看護過程展開の技術**＞は，対象に対する全人的な設計論である。この技術に対する私たちの基本的なとり組みは，"この人にしなければならないことは何か" "どのようにすれば看護になるか" とい

う発想を根底に据えたものである。この発想は，家族を看とる非専門家の看護においても同じである。看護は，苦しむ人を見ると手をさしのべずにはおれないという人間の自然な心情に支えられた仕事であるからである。その点からいえば，対象をよく知っている家族の看護には，私たちの力の及ばない深さ・細やかさがあって頭が下がることが多いのである。

しかし一方では，家族の"よかれ"と思う願いに反して逆効果をもたらす例も見てきている。この両面のギャップを埋めるものが専門家の看護でなければなるまい。もちろん，人間であるから判断の誤りは避けられないし，ミスもおかすであろう。しかし大きな，とり返しのつかないミスだけはしたくないから，その願いをかなえてくれるものとして方法論を求めるのである。その方法論の大きな柱を求めるために，次の事例で考えてみよう。

食道癌の手術後，4週間を順調に経過したころに，右下肢に疼痛が出現し，大腿骨に転移が確認された事例があり，看護計画を立てる上で，二つの立場についてディスカッションしたことがある。骨折の危険があるので床上の生活を送ってもらうことを基本方針にしようという立場と，いずれ歩けなくなるのだから，動けるかぎり洗面にもトイレにも行ってもらうようにしたいという立場とである。

このような現実の患者を看護する場合に，判断の規準となるものは何であろうか。

前者はおこり得る身体的な危険を予想して安全を最優先させている立場であるが，後者はこの患者が，"排泄と洗面だけは"といって術直後から洗面所に歩いていった人であることを重視した立場である。ある患者についての事実の知り方には大して違いはなくても，

その人のために計画する具体的な行動が違ってくるという場合は非常に多い。それは事実に対する判断が違うのであるから，判断が対立した場合には，そのなかに存在する矛盾を明らかにしようととり組むのが有効である。「骨折の危険は避けなければならない」「床上排泄だけはいやだという気持を尊重しなければならない」とすれば，**この矛盾を調和的に解決する方法**はないかと考えていくいき方である。

　実際にはこの患者は壁を伝い歩きでトイレに行っていたのだが，歩行距離が長く，壁のないロビーを通らねばならない悪条件もあったので，レントゲン照射の待ち時間を利用して松葉杖の使用をためしてみた。運動神経がすぐれており，非常に喜んだ患者に，大腿骨が薄くなっているので"転倒が一番こわい"ことを説明し，転倒を避けるためのポイントを実地にトイレへの往復をしながらつかんでもらった。"車椅子のように看護師の手をわずらわすことも，場所をとることも，動く危険もなくてよい"というのが患者の反応であった。

　このような計画を立てることにより，看護師としては徐々に床上排泄への心の準備や実際的な指導も並行してすすめていくための時間的な余裕が得られ，それらについても計画を立てて進めていくことができた。この事例は学生に受けもたせたものであるが，学生が学んだことは，看護師が生物体の必要条件と生活体の反応の両面をつかんでいなければ看護の方針を打ち出せないこと，またそのような発想をもっていないと，看護に役立ちそうな事実が**資料**として目の前にありながらそれを**情報**として活用していけないということであった。

このようなたくさんの事例から共通性をひき出してみると、いずれもこの事例で学生が学んだことにつきるというのが私の結論であった。そこで、これを方法論の仮説として提示することとした。

以上をまとめてみよう。
　まず看護は、看護する人間の、主体的な**思い方**と主体的な**とり組み**である。私流にいえば、看護は**看護師の夢の実現過程**なのであり、これが、看護過程展開の技術の本質である。したがってこの技術は、看護師として出会った対象に対して、夢を描くことのできない人、夢を描こうとしない人には無縁の技術なのである。また主体的なといっても、それは**看護師としての主体性**を指しているのであるから、素人的な主体性では困るのである。専門家は素人には見えないものが見え、素人には聞こえないものが聞こえるのであって、なぜそんなことができるようになるのかといえば、素人は表面的な現象の把握にとどまるのに対し、専門家は専門的な知識に支えられて、内面の構造へと入っていけるからである。
　もし看護師が独自の領域での専門家であるならば、看護師らしい発想を可能にするところの**看護の専門知識**に支えられて、対象の内面の構造を見抜きながら看護師らしい夢を描けなければならない。その夢がどれだけ法則性をふまえた夢であるか、すなわち科学的、あるいは少なくとも前科学的な（非科学的ではない）夢でなければ、実現どころか、もろくもくずれ去ってしまうということにもなりかねない。
　実践上の問題がより速く解けるようになりたい、水かけ論になったり感情的な対立に進んだりしなくてもすむようなとり組みの姿勢

はないものか，あてずっぽうのように不安定なものではなくて，根拠をもった予想をたてて実践したい，というような願いにこたえ得るものは，結局のところ，科学的な方法論を確立する以外にないし，それは，私たちが仮説として提示しつつ，実践で確かめていく以外にない。タナからボタモチはあり得ないのである。

　そこで，看護婦の主体的な思い方と看護婦の主体的なとり組みを規定する基本的な考え方について述べておくならば，看護が生物体・生活体の統一体である人間と人間との関係であるからこそ，自然科学的なとり組みと，まともな意味での，つまり自然科学的な歪みをもち込んでいない社会科学的なとり組みとの上に立脚した方法論をもたねばならないのである。つまり，人間は自然界に存在しているから自然の法則に支配されている。したがって，自然科学的な発想で対象をみつめ，生物体の必要条件を明らかにすることが必要である。日常生活の仕方はその生物体の必要条件からひき出されてくるのであるから，生物体の必要条件の変化に応じて，日常生活の規制はダイナミックに変わってくるし，また変えることができなければならない。

　これが一つの柱であり，もう一つの柱としては，人間がちょっとした条件の違いでも感じ方・考え方がさまざまにゆれ動くという特質をもった個別な認識をもつ社会的な存在であるから，対象に現れた言動を自然科学的に分析するのではなく，一つひとつを対象の認識をつかむ手がかりとして社会科学的に把握する柱として生活体の反応をたて，両面から，いかにすればその人をととのえることができるか，という夢を描くことが必要かつ不可欠なのである。

　以上，私たちが毎日実践しているさまざまな技術を，"どのよう

な発想で使っているか"と分析してみたのであるが,いずれも生物体の必要条件を基本に,生活体の反応をとらえながら実践しているという一貫した論理で貫かれていることを認め得たのである。

Ⅳ 科学的な方法論としての仮説

　私の仮説を提示する前に,もう一度確認しておこう。

　看護に限らず専門職レベルの実践には,すべて対象の特質をふまえた方法論があること,つまり,いわゆる方程式があるということ,これがなければ逆に科学としての学問として名乗り出るわけにはいかないということを。そして,どのような領域でも,その学問体系は,方法論を確立したのちでなければ打ち立てることはできないということを。つまり看護学は,看護の専門家のみが見抜くことのできる看護そのものの内的な構造を明らかにし得て,はじめて科学的な方法論をもち得るのであるし,その方法論の実践をふまえて看護原理論が科学として打ち立てられるのである。この過程を経ずして打ち立てられた看護学の体系は,仮に部分的に真理が存在しようとも,全体としては幻想にしかすぎない。

　もう一つはっきりさせておかなければならないことがある。科学的方法論をつくりあげようとしてとり組んでいると,山に登る道がいろいろあるように,看護計画を立てる方法もいろいろあってもよいという意見が聞こえてくる。この意見は科学以前,いわゆる how to レベルでの意見にすぎない。山には頂上に行き着かない道もあ

　註) 従来の看護計画の立て方では,問題点を挙げさせ,その解決策を考えることが普通のようであるが,いわゆる問題点がどのような思考のプロセスによって把握されるのかを明らかにしなければ,科学的な方法論とはなり得ない。

ることを忘れないでほしい。ましてや高い冬山に登ろうとしたときには，登れる道は限定されてしまうのであって，これを無視すると致命的な失敗をしてしまう。

　つまり，一つの領域での高度な方法論をめざす場合に，どんな方法でもよいなどとのん気なことを言ってはおれない。看護そのものの論理構造を明らかにし，それをふまえた方法論を打ち立てなければ，安定して実践にとり組めない。やさしい応用問題は方程式を知らなくても解けるが，むずかしい応用問題を解くには，方程式の威力は大きいのである。そしてその場合，どんな方程式でもよいというふうにはならない。ただし誤解を避けるためにつけ加えておくが，数学においてさえ方程式の計算ができるということと，応用問題が解けるということは，つながってはいるが別問題なのである。

　数学においてもそうなのであるから，自然科学のみならず社会科学的な認識能力を必要とし，かつそれを用いるのでなければ正しく実践できない看護のような領域では，**応用問題を解く力がすなわち看護師か否かにつながるほど大きなウエイトをもつ**のである。すなわち実践能力を高めるためには方法論の修得に最大の力をふりしぼらなければならないということになる。つまり，看護実践のための方程式は，抽象度の高い核的な理論として提示されるのであって，看護師は，核的な理論と，条件を読みとり予想しながら実践していける高い能力が要求される専門職でなければならないのである。

　では，その核的な理論とはどのように表現され得るかに入ろう。

　看護過程には形式と内容があり，形式と内容とは相対的に独立しているので両面を統一的にとりあげねばならない[註]。看護過程を意識

[註) ある病院で,「外見上まったく同じ行為を医師と看護師がとったとして, ↗

的に展開する場合，形式的な構造としては，次の三つを含んでいなければならない。

■看護過程の形式面

❶　看護の必要性の認識

❷　看護の目標設定

❸　目標の展開・実施・評価

しかし，このようなプロセスをふんでいない看護の実践は，看護の専門性を発揮し得たものとはいえないと百遍くり返したとて専門的な看護が身につくものではない。そこでこれまで述べてきた看護過程の内容的な構造と組みあわせて次のような方程式を作成した。

■看護過程の内容面

❶　対象の看護の必要性を認識する

　❶-1)　対象の生物体としての必要条件を把握する（客観的事実の確認）

　　ⓐ　対象の障害された過程（健康状態の本質）を把握する

　　ⓑ　障害された過程が回復過程をたどるために必要な条件を把握する

　　ⓒ　その過程が障害されたことから生じる問題への必要条件を把握する

↘看護師は医師が看護の領域をおかしていると考えるのか？」という医師からの発言に対して看護師の側から何も答え得なかったという話を聞いて，それだからこそ看護過程の内容を重視しなければ看護の本質を明らかにすることはできない，このような問いにも答え得ないほど看護を理論的にとらえることがなおざりにされていたのだなと考えこんでしまった。読者はどう答えられるであろうか？　形式だけを切り離して論じることの無意味さをすぐ指摘できるであろうか？　たとえ同じ行為であっても医師の発想に支えられていれば治療であり，看護師の発想に支えられていれば看護なのである。

- ❶-2) 対象の日常生活の規制を把握する（客観的事実の確認）
    - ⓐ 治療が何をめざして行われているかを大づかみに把握する
    - ⓑ 対象がどのような日常生活を余儀なくされているかを把握する
- ❶-3) 対象の生活体としての反応を把握する（対象の主観の確認）
    - ⓐ 対象が日常生活の変化にどのように反応しているかを知る（主観に迫る手がかり）
    - ⓑ 対象の反応を通して，病気や治療や看護に対してどのように認識しているかを考える（手がかり，知識，経験をもとに現実的に想像する）
- ❶-4) 以上から対象の生命力の消耗を最小にするために何が必要かを判断する
- ❷ 対象に必要な看護を計画的に実施・評価する
    - ❷-1) 対象の生命力を消耗させているものをとり除くための目標を設定する（予想）
    - ❷-2) 対象の回復過程を促進するために目標の優先度を決定する（予想）
    - ❷-3) 目標にそって行動ができるよう，行為のレベルまで目標を展開する（予想）
    - ❷-4) 展開した目標を対象との触れあいのなかで確かめながら実施する
    - ❷-5) 実施した看護を目標に照らして評価する（看護したことになったかの確認）

❷-6) 実施した看護を報告・記録する

なお看護過程を展開する技術の形式面と内容を表象したモデルが後述の図10である。

この方程式を使いこなせるようになるためには，以下のようないくつかの学習が必要である。

1．看護の視点をもつこと

対象論で展開した生活過程の本質を看護の視点として表象し，具体的な現象とつなげて理解しておけば，それが物差の役目を果たして対象に生じている事実を情報として意味づけしやすくなる。

たとえば，健康な生活を維持する過程の一つに，酸素の摂取とそれを生体が活用したあとの排泄という過程がある。看護師はこの酸素の摂取と排泄のバランスがうまくとれるよう生活過程をととのえる専門家なのである。したがって，酸素をとりいれる過程（外気，気道，呼吸運動）ととりいれてからの過程（肺胞の面積，循環機能，精神・神経機能，治療処置など）をより細かく分析して，視点として定式化しておくことによって，看護の必要性が認識しやすくなるであろう。つまり，呼吸という過程の物質面，精神面の本質が満たされているかどうかを見つめるための物差として看護の視点をもっていると，看護師の観察の技術が高まって，生活現象のすべてに関わってくる主要な矛盾，摂取と排泄，運動と休息，個と社会が，具体的にどう関与してくるかを読みとることができるようになる。以下に例をあげておく。なお，このとり組みは看護実践に必要な知識の広がりと深さを決定することにつながる。すなわち，この視点に

そってどれだけの知識があれば看護上の判断を下せるかということを確認していけばすぐ実践に使えるのである。

■生命を維持する過程

〔循環への看護の視点〕
① 平常と異なった徴候はないか
② 同一体位の強制はないか
③ 圧迫部位はないか
④ 温熱・寒冷刺激にさらされていないか
⑤ 心臓・血管系に器質的な異常はないか
⑥ 内臓・皮膚など末梢に異常はないか
⑦ 神経系（調整機能）に異常はないか
⑧ 血液成分に異常はないか
⑨ 循環に対する治療処置はないか
⑩ 循環について異常感をもっていないか（認識）
⑪ 循環に負担をかける生活をしていないか
⑫ 意識的に循環機能を拡大する努力をしているか

〔呼吸への看護の視点〕
① 平常と異なった徴候はないか
② 外界に酸素は十分にあるか
③ 気道が確保されているか
④ 呼吸運動を阻害する条件はないか
⑤ ガス交換の場である肺胞の面積は十分か
⑥ 酸素の運搬を阻害する条件はないか

⑦　呼吸の調整機能に問題はないか
⑧　呼吸に対する治療処置はないか
⑨　呼吸について異常感はないか（認識）
⑩　意識的に呼吸機能を拡大する努力をしているか

〔体温への看護の視点〕
①　平常と異なった徴候はないか
②　月経周期との関係はないか
③　外気温に合わせた装備か
④　体熱の産生を高める条件はないか
⑤　体熱の放散を阻害する条件はないか
⑥　循環機能に問題はないか
⑦　体温の調節機能に問題はないか
⑧　体温に対する治療処置はないか
⑨　体温について異常感はないか（認識）
⑩　体温調節機能を低下させる生活をしていないか
⑪　意識的に体温調節機能を高める生活をしているか

　看護の視点から光を当てたとき，どれだけの観察ができるかは，どれだけの知識をもっているかに左右される。したがって看護の立場から諸科学の成果をたえず集めて再構成する努力が必要なのである。現段階での知識をもとに，どのような現象を観察する必要があるかを示してみると次のようになる。これは看護のための現象的理解である。

〔**必要な知識**〕

● **循環**

視点①平常と異なった徴候はないか，に対する知識

　　脈拍の数・緊張・リズムの異常，脈拍と心音との関係，血圧，体位変換後のめまい，喘鳴，坐位における頸部静脈怒張，四肢の冷感・熱感，口唇・顔面・爪・皮膚の色，尿量減少，浮腫，運動後の回復時間

視点②同一体位の強制はないか，に対する知識

　　安静度，抑制，牽引，ギプス，麻痺

視点③圧迫部位はないか，に対する知識

　　衣服・寝具のしわ，ひも，包帯，褥瘡

視点④温熱・寒冷刺激にさらされていないか，に対する知識

　　温度，湿度，気流，罨法，ギプス装着直後，失禁

視点⑤心臓・血管系に器質的な異常はないか ⎫
視点⑥内臓・皮膚など末梢に異常はないか　 ⎬ に対する知識
視点⑦神経系（調整機能）に異常はないか　 ⎪
視点⑧血液成分に異常はないか　　　　　　 ⎭

　　ECG，胸部X線写真，血液凝固時間，ヘマトクリット，尿検査，血漿たんぱく量，血液のpH・Po_2・Pco_2，血清，電解質，熱傷，月経，診断名

視点⑨循環に対する治療処置はないか，に対する知識

　　降圧剤・昇圧剤・強心剤・交感神経遮断剤などの使用，食事制限，運動制限，心カテーテル検査・ペースメーカー装置

視点⑩循環について異常感をもっていないか（認識），に対する知識

胸痛，胸内苦悶，不安感，呼吸困難，自己診断，ノイローゼ

視点⑪循環に負担をかける生活をしていないか，に対する知識

水分・塩分・糖・脂肪をとりすぎる食生活，過食，コーヒーの飲みすぎ，飲酒，喫煙，急激な運動，温度差，ストレス，興奮

視点⑫意識的に循環機能を拡大する努力をしているか，に対する知識

定期的な運動，薄着の習慣，エレベーター・冷暖房に頼らない，リラクセーション，指圧

● 呼吸

視点①平常と異なった徴候はないか，に対する知識

数，深さ，リズム異常，チアノーゼ

視点②外界に酸素は十分にあるか，に対する知識

閉めきった部屋，クーラー，湯沸器，換気扇，喫煙，公害，高圧，高山，マンホール

視点③気道が確保されているか，に対する知識

咳嗽，痰，喘鳴，鼻腔・喉頭・気管・気管支の障害，舌根沈下，薬物ショック

視点④呼吸運動を阻害する条件はないか，に対する知識

胸腹部の圧迫・疼痛，肋骨・胸骨の骨折，呼吸筋の麻痺

視点⑤ガス交換の場である肺胞の面積は十分か，に対する知識

肺癌，肺気腫，肺線維症，肺切除術，胸郭形成術，気胸，胸水

視点⑥酸素の運搬を阻害する条件はないか，に対する知識

貧血，一酸化炭素中毒，骨髄障害，感染症，血管の栓塞

視点⑦呼吸の調整機能に問題はないか，に対する知識

体液・電解質のバランス（pH），延髄の障害

視点⑧呼吸に対する治療処置はないか，に対する知識
　　酸素吸入，ネブライザー，人工呼吸器，肺機能検査，全身麻痺，鉄の肺，去痰剤，咳どめ
視点⑨呼吸について異常感はないか（認識），に対する知識
　　空気の状態に気づくか無関心か，喘息，におい，ほこり，乾燥，気流
視点⑩意識的に呼吸機能を拡大する努力をしているか，に対する知識
　　よい姿勢，深呼吸，胸郭を広げる体操，胸腹部をしめつける衣服，禁煙，歌

● **体温**

視点①平常と異なった徴候はないか，に対する知識
　　体温異常，熱型，発汗，悪寒
視点②月経周期との関係はないか，に対する知識
　　月経の時期，妊娠の有無
視点③外気温に合わせた装備か，に対する知識
　　着衣，寝具，室内気候
視点④体熱の産生を高める条件はないか，に対する知識
　　感染症，甲状腺機能亢進，組織損傷
視点⑤体熱の放散を阻害する条件はないか，に対する知識
　　肥満，脱水，皮膚障害
視点⑥循環機能に問題はないか，に対する知識
　　循環系疾患
視点⑦体温の調節機能に問題はないか，に対する知識
　　頭頸部外傷，脳腫瘍

視点⑧体温に対する治療処置はないか,に対する知識
　　罨法,低体温療法,与薬
視点⑨体温について異常感はないか(認識),に対する知識
　　熱感・冷感の訴え
視点⑩体温調節機能を低下させる生活をしていないか,に対する知識
　　クーラー,運動不足,厚着
視点⑪意識的に体温調節機能を高める生活をしているか,に対する知識
　　温冷浴,運動,湿布,摩擦

■生活習慣を獲得し発展させる過程

〔運動への看護の視点〕
① 全身の様子に変わった徴候はないか
② 日常生活動作・行動が自力でできるか
③ 運動に規制はないか
④ 運動を阻害する条件はないか
⑤ 運動の必要性が高まる条件はないか
⑥ 運動に対する認識に問題はないか

〔必要な知識〕
視点①全身の様子に変わった徴候はないか,に対する知識
　　注意すべき徴候──よい姿勢のくずれ,刺激に対する反応時間の延長,瞬目度数の増加,周囲への過敏な反応,周囲への関心の低下,感情コントロールの低下,動作のぎこちなさ,表情のかたさ,悲観的な考え方,決断力の低下,自己中心的な

考え方

視点②日常生活動作・行動が自力でできるか，に対する知識

　食——買物，調理，盛りつけ，運搬，食器の操作，咀嚼，嚥下（消化，吸収，循環，排泄機能をあわせて）

　排泄——便・尿意，歩行，中に入って鍵をかける，身じたく，坐位，腹圧，あとしまつ，立ち上がる，身づくろい，歩行

　移動——寝返り，床上移動，坐位，立位，歩行，移動（車椅子・歩行器・つえ・装具などを使って）

　衣の着脱——袖とおし，ボタンのかけはずし，ひもの結びほどき，ズボンに足を入れる，靴下・靴を履く，洗たく，整理

　清潔——洗面所・風呂場への移動，湯水・石けんの使用，衣の着脱，全身に手が届く，しぼる，こする，耳垢をとる，爪を切る，髪を切る，ひげをそる，歯ブラシを使う，鼻をかむ

　書字・読書——書くものを手にとる，手指の巧緻性，言語の理解，一定姿勢の保持，本を支える，ページをめくる

　会話——発声，言語の理解，他人への関心，他人からのはたらきかけ

視点③運動に規制はないか，に対する知識

　局所的規制——骨折，外傷，炎症，手術

　全身的規制——全身性疾患，感染症，代謝異常，衰弱

視点④運動を阻害する条件はないか，に対する知識

　内部環境——疼痛，空腹，老化，疲労，気力の衰え，感覚障害，精神障害

　外部環境——騒音，気温，空間の狭さ，階段，てすりの不備，他人の視線，衣の着すぎ，しめつけ

視点⑤運動の必要性が高まる条件はないか，に対する知識
　　回復過程──リハビリテーションの必要性（麻痺，外傷，慢性疾患）
　　生活過程──小児（自立能力の獲得期），職業上の特定能力，老化
視点⑥運動に対する認識に問題はないか，に対する知識
　　意識障害──随意運動の消失，神経系の乱れ ｝運動の必要性を認識できない
　　精神障害──強迫観念，常同姿勢，うつ状態，躁状態
　　誤った認識──運動の必要性を認識しない，優先度が低い，運動後の反応への忌避，肉体労働と頭脳労働のつながりと違いが分かっていない，運動への過信

〔休息への看護の視点〕
① 疲労の徴候はないか
② 休息の必要性を高める条件はないか
③ 休息を妨げる条件はないか
④ 睡眠の習慣に問題はないか
⑤ 休息に対する認識に問題はないか

〔必要な知識〕
視点①疲労の徴候はないか，に対する知識
　　尿量減少，浮腫，腹部膨満，食欲低下，食へのむら気，頻脈，寒気，浅く速い呼吸，生あくび，いらだち，落ち着きのなさ，不眠，物忘れ，ミスが多い，朝のめざめに爽快感がない，熟眠感がない

視点②休息の必要性を高める条件はないか，に対する知識
　　疾病，妊娠
視点③休息を妨げる条件はないか，に対する知識
　　内部環境──疼痛，空腹，鼓腸，頻尿，咳，不安，感情の高ぶり
　　外部環境──騒音，温度，湿度，環境の変化，時差，育児，看護，夜勤
視点④睡眠の習慣に問題はないか，に対する知識
　　明暗，寝具，心のつえ，夜食，寝酒，寝たばこ，睡眠薬，音楽
視点⑤休息に対する認識に問題はないか，に対する知識
　　休息の必要性を認識できない，睡眠の型についての誤解，優先順位が低い，肉体労働・頭脳労働と休息

〔食への看護の視点〕
① 摂取食品の栄養上のバランスはとれているか
② 有害物を摂取していないか
③ 自力で摂取できるか
④ 摂取方法に規制はないか
⑤ 消化・吸収機能に問題はないか
⑥ 排泄に問題はないか
⑦ 食事に満足感があるか
⑧ 食に対する認識に問題はないか

〔必要な知識〕
視点①摂取食品の栄養上のバランスはとれているか，に対する知識

4群点数法，年齢，性，高熱，急性期，術後，訓練期，運動量，子ども，老人，肉体労働者，妊娠

視点②有害物を摂取していないか，に対する知識

色素・防腐剤・調味料・抗生物質などの化学物質，フグ，キノコ，アレルゲン，冷蔵庫の過信，治療上の禁忌，子どもにアルコール・たばこ

視点③自力で摂取できるか，に対する知識

食卓につく，食器の操作，食物を口へもっていける，咀嚼，嚥下，吸啜力，麻痺，抑制帯，気力，体力，買物，調理，後片づけ

視点④摂取方法に規制はないか，に対する知識

体位，分食，流動食，経鼻栄養，胃ろう，中心静脈栄養，滅菌食，輸液

視点⑤消化・吸収機能に問題はないか，に対する知識

嘔気・嘔吐，口腔・消化器系の疾病，全身麻酔・手術，自律神経のみだれ，精神的ショック，老化

視点⑥排泄に問題はないか，に対する知識

腹部膨満，便秘，下痢，痔，食物繊維，人工肛門，糖尿，たんぱく尿

視点⑦食事に満足感があるか，に対する知識

食欲不振，嘔気・嘔吐，食事療法，調理法，盛りつけ，味つけ，満腹感，雰囲気，習慣

視点⑧食に対する認識に問題はないか，に対する知識

食わず嫌い，食い合わせ，拒食，菜食主義，宗教上の禁忌，減量法

〔排泄への看護の視点〕
① 定期的に排便・排尿があるか
② 排泄物の量・性状に問題はないか
③ 排泄時・排泄後の異常感はないか
④ 排泄行動が自力でできるか
⑤ 排泄行動に規制はないか
⑥ 排泄を妨げる条件はないか
⑦ 排泄機能に問題はないか
⑧ 排泄に対する認識に問題はないか

〔**必要な知識**〕
視点①定期的に排便・排尿があるか,に対する知識
　　年齢,しつけ,尿意,便意,絶食と排便,便秘,下痢,胃‐結腸反射,寒冷,運動,回数(夜間,昼間)
視点②排泄物の量・性状に問題はないか,に対する知識
　　血尿,泥状便,粘液便,ケトン臭,尿比重,浮腫,腸内細菌,乏尿
視点③排泄時・排泄後の異常感はないか,に対する知識
　　疼痛,残尿(便)感,尿線,月経困難症
視点④排泄行動が自力でできるか,に対する知識
　　年齢,意識障害,衰弱,利き手の骨折,膀胱訓練,手すり
視点⑤排泄行動に規制はないか,に対する知識
　　術後,留置カテーテル,安静度,ギプス,抑制,に対する知識
視点⑥排泄を妨げる条件はないか,に対する知識
　　　　時間のゆとり,朝食後,旅行,時差,汲み取り便所,冷たい便器,羞恥心,他人の目・耳,床上排泄,室内便器

視点⑦排泄機能に問題はないか，に対する知識
　　人工透析，人工肛門，狭窄，麻痺，脱水，ショック，巨大結腸
視点⑧排泄に対する認識に問題はないか，に対する知識
　　知識不足，無関心，潔癖，故意に飲食を控える，夜尿症，迷信

〔清潔への看護の視点〕
① 　清潔行動を自力でできるか
② 　清潔行動に規制はないか
③ 　清潔への必要性が高まる条件はないか
④ 　清潔に対する認識に問題はないか
〔必要な知識〕
視点①清潔行動を自力でできるか，に対する知識
　　入浴，洗面，歯みがき（義歯を含む），含嗽，ひげそり，洗髪，整髪，散髪，爪切り，耳・眼・鼻の清潔，臍・陰部の清潔，衣・寝具の交換
視点②清潔行動に規制はないか，に対する知識
　　高熱，創傷，皮膚疾患，手術後，火傷
視点③清潔への必要性が高まる条件はないか，に対する知識
　　代謝亢進，感染症，免疫力低下
視点④清潔に対する認識に問題はないか，に対する知識
　　意識障害，精神障害，誤った認識，価値観

〔衣への看護の視点〕
① 　体温調節に見合った衣の選択ができるか
② 　衣の交換・保清を自力でできるか

③　衣の着脱を自力でできるか
④　衣の選択に規制はないか
⑤　衣についての満足感があるか
⑥　衣についての認識に問題はないか

〔必要な知識〕

視点①体温調節に見合った衣の選択ができるか，に対する知識
　　乳幼児，精神発達遅滞，痴呆老人

視点②衣の交換・保清を自力でできるか，に対する知識
　　発達段階，オーバーオール，和服，高熱，手術後，クリーニング

視点③衣の着脱を自力でできるか，に対する知識
　　前後・裏表の識別，ボタンかけ，ひもを結ぶ，靴下・靴を履く，極度の肥満

視点④衣の選択に規制はないか，に対する知識
　　アレルギー，皮膚炎，乳房切除，制服，外反拇趾

視点⑤衣についての満足感があるか，に対する知識
　　着心地，式服，TPO，流行，手づくり着，素材へのこだわり

視点⑥衣についての認識に問題はないか，に対する知識
　　バンカラ，ブランド指向，タンスのこやし，おさがり

■社会関係を維持発展させる過程

〔労働への看護の視点〕

①　もてる力を使っているか
②　生活費を自力でまかなえるか
③　労働形態に特殊な条件はないか

④　社会活動に参加しているか
⑤　労働への満足感があるか
⑥　労働についての認識に問題はないか

〔必要な知識〕

視点①もてる力を使っているか，に対する知識
　遊び，学習，特技，わんぱく，けんか，お手伝い，アルバイト，研究

視点②生活費を自力でまかなえるか，に対する知識
　給料，労働組合，年金，税金，貯金，物価，扶養家族，定年，年俸制

視点③労働形態に特殊な条件はないか，に対する知識
　家事，季節労働，フリーター，外国人労働者，障害者雇用，三交替勤務

視点④社会活動に参加しているか，に対する知識
　ボランティア活動，役割分担，父母会，フリーマーケット，募金

視点⑤労働への満足感があるか，に対する知識
　杜氏，パラリンピック，シルバー人材，仕事師，趣味

視点⑥労働についての認識に問題はないか，に対する知識
　男女雇用機会均等法，過労死，うけおい仕事，ノルマ

〔**性への看護の視点**〕

①　性の成熟は順調か
②　性についてのケアを自力でできるか
③　性に見合った役割があるか

④ 性について満足感があるか
⑤ 性についての認識に問題はないか

〔必要な知識〕

視点①性の成熟は順調か,に対する知識
　　停留睾丸,包茎,変声,射精,初潮,不妊,性欲減退,ブラジャー

視点②性についてのケアを自力でできるか,に対する知識
　　月経,トイレ,旅行,避妊,家族計画

視点③性に見合った役割があるか,に対する知識
　　母性,父性,嫁姑,子ばなれ,幼児虐待

視点④性について満足感があるか,に対する知識
　　おしゃれ,デート,アダルトビデオ,愛

視点⑤性についての認識に問題はないか,に対する知識
　　性転換,買春ツアー,不倫

〔環境への看護の視点〕

① 生活の場を確保しているか
② 家族との生活を維持できるか
③ 地域とのつながりがあるか
④ 環境に納得しているか
⑤ 環境改善に意欲があるか

〔必要な知識〕

視点①生活の場を確保しているか,に対する知識
　　持ち家,アパート,社宅,買物,空気,水

視点②家族との生活を維持できるか,に対する知識

単身赴任，子ども部屋，防音，菜園，樹木，ペット
視点③地域とのつながりがあるか，に対する知識
町内会，民生委員，ゴミ出し，特産品，ケーキ屋，公園，交通の便
視点④環境に納得しているか，に対する知識
職住接近，家賃，医療機関，学校，治安
視点⑤環境改善に意欲があるか，に対する知識
空間，日照時間，見晴らし，空気清浄器，木炭

2．特殊性・個別性をつかむ訓練をすること

対象論では，人間の特殊性をとらえる要因として以下の4項目をあげた。

① 発達段階
② 生活過程の特徴
③ 健康障害の種類
④ 健康の段階

これらにそって，対象の特殊性をおさえる訓練をしなければ，すべての対象の一人ひとりの違う点ばかりが見えたり，逆に「患者だから」という共通点だけで十把ひとからげにしか受けとめられなくなる。たとえば，健康障害の種類で「消化器系の障害」と「精神障害」とは，病気という概念では同列であっても，看護する立場からみると，生物体としての側面のウエイトが大きいものと，生活体としての側面が大きいものという異質の特殊性をもっているのである。このようなとらえ方をしなければ，「ととのえる」視点を定めることはできないからである。看護師はあくまでも**対象の生活過程を**と

とのえるためにその人を知らなければならないのである。前出の心筋梗塞の患者の例でいえば,生物体としての側面が圧倒的に大きい例であるから,生物体の側面の事実を重視しつつ特殊性をつかんでいくことができるのである。すなわち,心筋梗塞が人間に対してもつ意味を判断するためには,心臓のはたらき一般を媒介にしてその特殊性をとらえ,生物体としての存在をかけた影響が全身に及ぶことをつかみ,そのことが生活過程への影響を及ぼすのであるから,酸素消費量の急激な増加を避けること(安静)と,副血行路形成の促進(運動)という矛盾を調和させることが看護のポイントとしてとり出されてくる。

　このような大づかみな見地に立って患者の情報を収集することが大切なのであるが,初学者には往々にして手当たりしだいに何でも集めてくるという傾向がある。問題意識をもたずに情報を求めては,情報の洪水の前で手をこまねいてしまうか,"見れども見えず"で,患者の状態について的確な判断が下せないことになりやすい。対象[註]

註)私たちがある事実を知る知り方には質的な違いがある。日常会話では「どんな資料があったの？」とか,「あの人の情報をもっと持っている人はいませんか？」などと,あまり厳密な用語の使い分けをしていないが,質的に違いのあるものについては,はっきり使い分ける必要がある。そこで,次のように概念規定をした。

　事実—無限に存在している
　資料—認識にすくいあげられた事実
　情報—目的行動の効果につながるものとして選ばれた資料

　たとえば,患者が疼痛を感じているという**事実**は,訴えられて看護師の認識にとまり**資料**となる。しかし,この資料をとりたてるほどのことはないと判断すればそのままになるが,看護の方針を決定する際に役に立つ資料だと判断すれば,情報として活かされるというように現実の実践では使われて↗

の生物体としての必要条件を読みとれてこそ，対象を自然が最もはたらきかけやすいようにととのえることができると考える。たとえば，酸素や栄養物の摂取にどのような配慮が必要か，排泄とのバランスはうまくいっているか，特に，一度に食べて心臓の負担を増すようなことはないだろうか，排便時に怒責するようなことはないだろうか，身体の清潔を保つに際しても，末梢血管の収縮を避けるようにしなければいけないけれど，実際にはどのような配慮でされているのだろうか，等々といった問題意識が情報をキャッチさせるのである。

　心筋梗塞にはどのような症状があり，どのような経過をたどるのかなど，病態生理を詳しく学ぶようなとらえ方は，心筋梗塞という特殊な現象を説明できるようになるという学び方にとどまることになる。看護するためには**そのことが人間にとってどういう意味をもつのか**という本質のレベルの認識に高めてとらえる必要があろう。看護に必要な科学的知識は，看護実践にすぐ使えるような形でまとめられてはいない。なぜならば，何が必要かということを決定するのは実践上の必要性だから，看護師が諸科学を再編成して実践への導きの筋道を立てなければならないのである。この点についてはジ

いる。学生が病棟に行って何となく写してきたものは，資料ではあっても情報ではない。この患者にとってどのような意味をもつのかという意識でとりあげれば，活きて活用される貴重な情報になる資料も，そのようなとり組みがなければ眠っていることになろう。（今はやりの情報化社会という意味で使われている情報概念は，何でもすべてが情報としてとらえられている。目的意識をもつ領域と，そうでない領域とでは情報概念を区別する必要があると思う）

ョンソン、エリスの主張にもみられ、ワシントン大学ではローウェダー、ノードマークを中心に看護の基礎科学をまとめている。しかし、前二者はその方法を具体的に示すには至らず、後者は部分としてはすぐれているが、全体の構造化はされていない。これからの問題としてとり組んでいかなければならない重要な側面である。再編成のための目安として私は、どのような矛盾を内包しているかを探すことが役に立つと考えている。たとえば骨折した患者の生物体としての必要条件は、折れた骨がつながるためにその部分の安静が不可欠であると同時に、血流を盛んにして回復を早めなければならないし、機能低下を防ぐための運動も考えねばならないという矛盾の存在の把握から、実践のなかでバランスをはかっていくことができる。

健康の段階についても単にいくつかの段階に分けるだけではなく、それが対象の認識とどう関わっているかを見つめることによって、対象の特殊性がつかみやすくなり、どのようなとり組みが必要であるかを判断することができるのである。たとえば、次のようにである。

註1）Dorothy E. Johnson : The Nature of a Science of Nursing, 1959. 邦訳「看護の科学」、『看護の本質』所収、現代社、1974.

註2）Rosemary Ellis : The Practitioner as Theorist, 1969. 邦訳「理論家としての実践家」、『看護の本質』所収、現代社、1974.

註3）M. T. Nordmark, A. W. RohWeder : Scientific Foundations of Nursing, 1967. 邦訳『看護と科学のつながりⅠ，Ⅱ』、日本看護協会出版会、1969.

註4）この課題を追究してまとめたのが、看護のための人間論：ナースが視る人体、講談社、1987と看護のための疾病論：ナースが視る病気、講談社、1994、である。

〔健康障害・負荷の認識がない場合〕
① 専門家が見るからこそ障害・負荷がみえる→障害・負荷の事実を認められるように関わる
② 現在は障害はないが，障害・負荷が予想される→障害・負荷を予想できるように関わる
③ 障害・負荷のおそれはない→さらに健康増進への意欲をもてるように関わる

〔健康障害・負荷の認識がある場合〕
① 患者の意思を前面に出せず，医療従事者の意思を受け入れなければ健康の状態は好転しない段階（急性期・要手術・要検査・分娩など）→できるだけ無理なく受け入れられるように関わる
② 患者の意思と医療従事者の意思との調整が可能な段階（慢性期・自宅療養者など）→患者の意思をできるだけくみとり，目標の調整をはかる
③ もっぱら患者の意思によって健康の状態が好転する段階（回復期・訓練期など）→患者の意思を強める工夫をし支える

このように分析した上で，その人の個別性をふまえてはたらきかけをすることが，対象の変容をおこすきっかけをつくってくれるのではないだろうか。

発達段階については，人間の一生においてどの時期にどのような特殊性をもっているかという大づかみな把握をすることが必要であり，その上で，その人がどのような生活過程を経てきたのかを重ねていくことによって個別性が明らかになってくるのである。生物体としての側面の個別性は非常に小さいのに反して，生活体としての側面では個別性が非常に大きいということである。死ぬまで創造的

な活動をつづけ，人間として成長しつづける人もあれば，早々と人間らしさを放棄する人もあるのである。

　生活過程による特殊性については，一般に年齢・職業・学歴・家族構成・生活環境などによって傾向の違いが認められている。たしかに私たちも患者に接するなかで，学歴の高い患者のほうが医療や看護に批判的になりやすいといった傾向を感じてはいる。しかし，看護の視点からいえば，個々の対象を消耗させている事実はないか，認識のゆれを予想させるような言動はないか，なぜそうなったのであろうか，といったとり組みが重要なのであるから，パターン化した知識をあてはめるのではなく，看護師としての生活経験を重ねながら，一人ひとりの対象と関わりながら学ぶことを重視すべきであろう。人間を判断する能力を高めるには，学習と経験と相手の立場に立つ訓練が必要なのである。

3．目的・目標の立体的な構造と意志とのからみあいを理解すること

　目的は，あることをめざす出発点であり到達点でもあるが，そこへ行けるかどうかは意志のあり方に関わってくる。目的を達成するためにどのような手段があるかを**考えようとする意志**をもつかどうか，またそれらの手段は一つの目標でもあるから，それを**実行しようという意志**をもつかどうかということが実践の大きなポイントになる（図9）。目的・目標と意志との連関と差異について，ヘーゲルは「安らう態度」と「行動する態度」として分析しているが，心理学で意志の問題を説いている本は少ない。また目的を立てても，どうすれば達成できるかを分析しないで，いわゆる夢ばかり追って

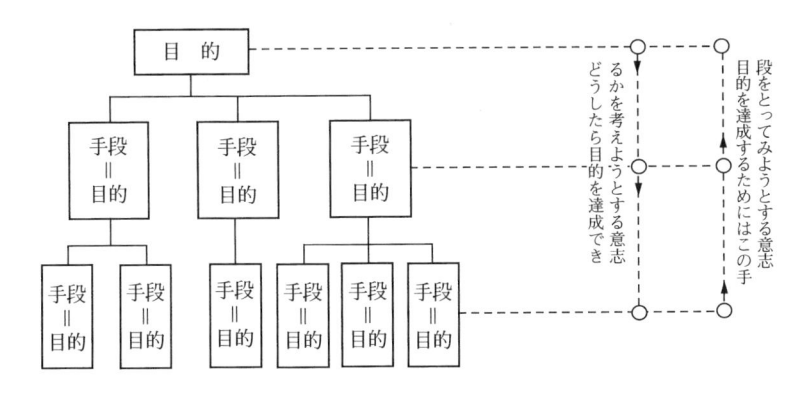

図9 目的・目標・意志の立体的構造

いる人がいたり，目的・目標を明らかにしてもやろうとしない人もいる。

つまり「分かった」ということと「実行する」ということは別問題であるから，この問題を"動機づけ"という外からの見方ではなく，自分の内的な意志の問題として，意志を突き動かす感情を自覚して具体的に展開するとよい。

4．評価の能力を高めること

看護の実践は，不断の評価によって支えられていなければならない。どのような看護過程をとりあげた場合でも，その過程にひそむ形式と内容とをはっきり見抜けなければ，それがよい実践であったかどうかを正しく評価することはできない。このことは，自分の実践を評価する場合でも，仲間同士でカンファレンスをもってお互いに研鑽をつむ場合でも，先輩が新卒者を指導する場合でも，教師が学生を指導する場合でも，みな同じである。

看護過程を展開した場合の自己評価は，あくまでも目標がどの程度達成されたかという見方で行うのが原則である。計画の実践性をはかる目安としては，対象の"その人らしさ"をどのように認識してケアの方法を決定したかが重要である。つまり，技術の巧拙はもちろん問われるが，対象やその場の条件にあわせてどれだけ工夫ができたかという観点から評価することが大切である。そして，自分自身が看護師として立てた目標を達成するためには，対象の認識を追体験して，**その対象の認識のレベルから目標へとつなげる思考のプロセスを習慣化すること**が基本となる。これなくしては対象の変容を期待することはできない。

まとめ：科学的看護論の全体像

科学的看護論の諸概念について以下のように概念規定および構造図（図10）をまとめることができた。

1．看護の過程的構造

看護実践は，**看護**するという目的意識をもった看護師（**人間**）が，対象とした人間に**看護上の問題**を発見し，それらの解決の**方向性**を探り，より**健康**的な**生活**を創りだす手段を選びながら関わっていく過程である（**方法論**と**評価**の定義を必要とする）。

2．看護過程の基幹用語の概念規定

(1) **看護**とは，生命力の消耗を最小にするよう生活過程をととのえることである。

(2) **人間**とは，認識をもつ有機体が社会関係のなかで互いにつくりつくられる諸過程の統一体である。これは，人間としての共通性をとらえた概念であるから**生物体**と定義した。

なお，ここにいう認識とは，脳細胞の生理面・精神面の二重のはたらきのうち，像として形成される精神面の活動を指す。

(3) **生活**とは，人間が自己の脳に支配されて他の人間と直接的・間接的な社会関係を維持しつつ営む生存過程そのものをいう。この生活のなかでつくられる側面を**生活体**と定義した。したがって，個々の人間は生物体と生活体の統一体である。

(4) **健康**とは，人間がその生活過程においてもてる力を最大限に活用し得ている状態を指す。また健康障害とは，統一体の調和を保つはたらき（ホメオダイナミクス）が乱されて自力で調和をとりもどすことが困難となった状態（回復過程）をいう。

(5) **看護上の問題**とは，看護師が対象の生活過程に調和の乱れを発見し，自力で回復困難と判断したことを指す（解決を要する対立の発生）。

(6) 看護の**方向性**とは，解決を要する対立状態において一方の解消または双方の両立をはかる援助のいずれを選択することがより健康的な生活過程を実現できるかを見極めることである。

(7) 実践**方法論**を＜三重の関心＞から定義する（図11）。

① 対象に第一の関心（知的な関心）を注ぐ → 専門知識が問われる

対象の発達段階，健康障害の種類，健康の段階，生活過程の特徴を示す客観的事実から全体像（現象像）を描き，その健康状態の意味を大づかみにイメージし（表象像），その人がより健康的な状態に変化するための諸条件を，身体と心と社会関係のつながりに時の流れを重ねて考える（生物体の必要条件）。

② 対象に第二の関心（心のこもった人間的な関心）を注ぐ → 人間性が問われる

　"もう一人の自分"をつくりだし，対象の位置に移って日常生活の規制を追体験しつつ，その人の言動・表情・声など生活体の反応を手がかりに，その人のその時々の気持を感じとってくる。

③ 対象に第三の関心（実践的・技術的な関心）を注ぐ → 論理性・独創性が問われる

　①で得られた対象の客観的事実と，②で得られた対象の主観とを総合して全体像をつくりかえ（個別性を見つめる），解決を要する対立が発生していないかを探り看護上の問題を明確にする。その問題が解決された状態を思い描き（より健康的な状態への上位目標），その方向に変化させていく力をその人をめぐる事実のなかから探ってイメージ化し（中位目標），その人のもてる力を最大限にはたらかせる方向でケア手段を具体化する（下位目標）。

(8) 看護の**評価**とは，対象の変化における看護師の関わりを目的に照らして事実的・論理的に意味づけることである。

第四章 方法論 *109*

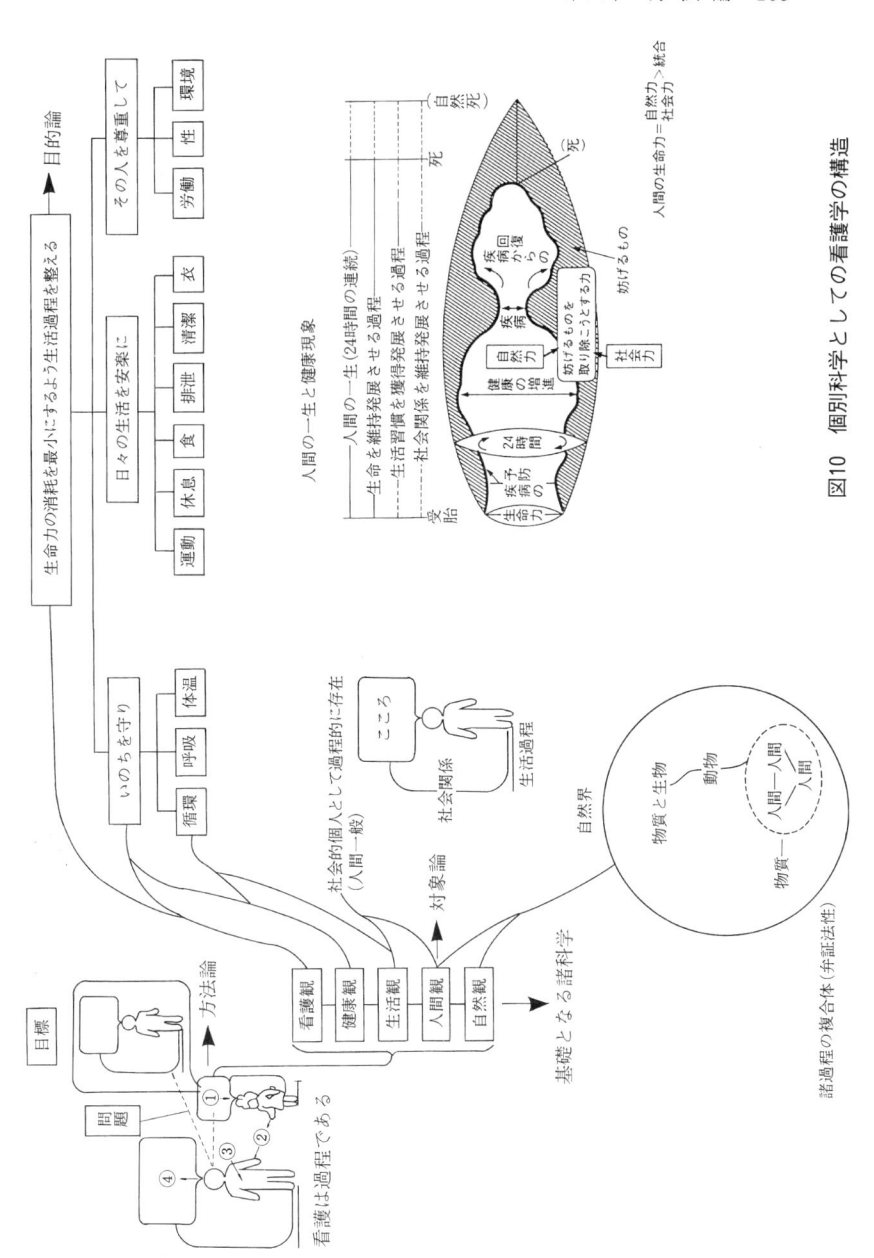

図10 個別科学としての看護学の構造

110　第一部　理論編

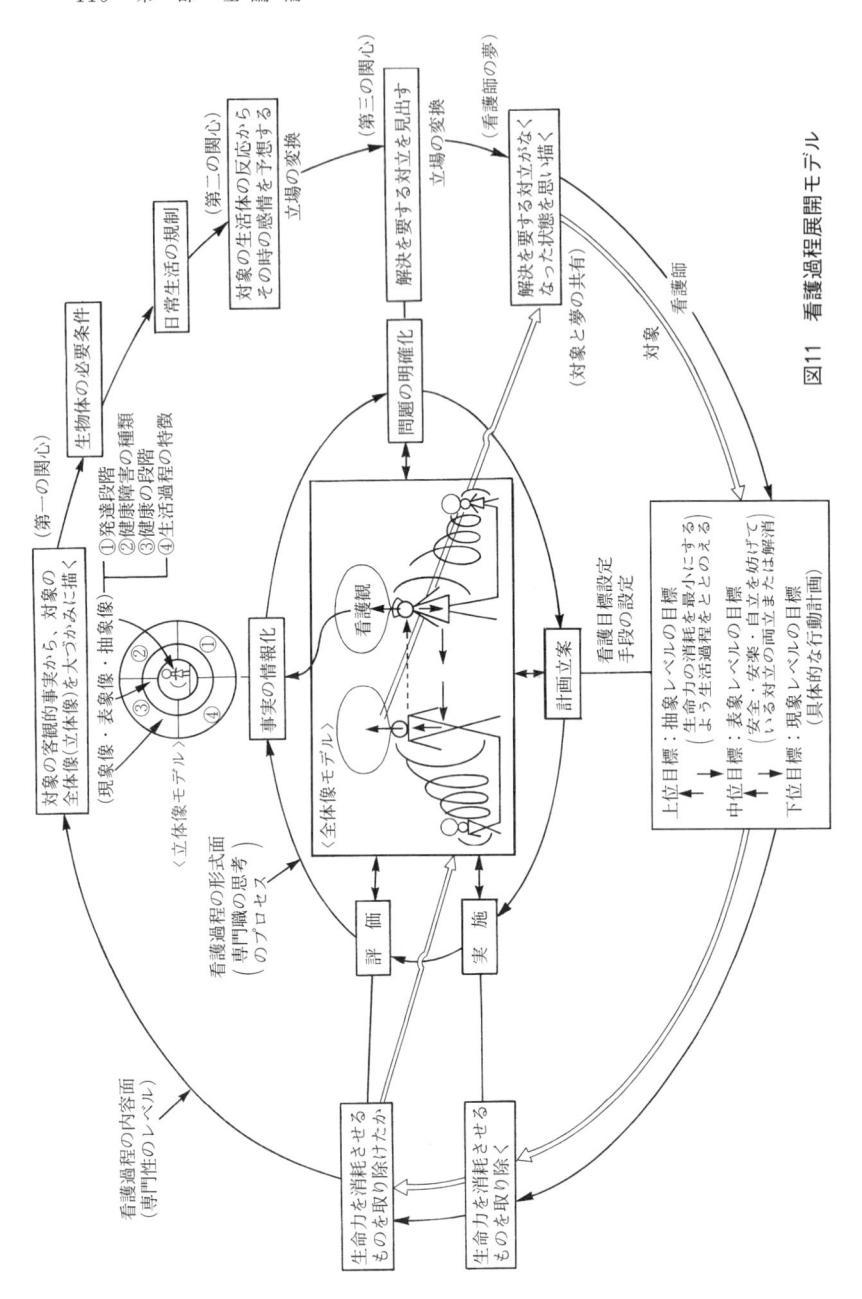

図11　看護過程展開モデル

第二部　実　践　編

第一章 プロローグ

何から，どのように出発すればよいか

I 看護師が看護に熱意を燃やせないのは社会的な損失である

　1973年6月に，たまたま多くの看護学生が不安定な気持を抱いて学んでいることを，直接の対話を通して知る機会を得た。彼女たちは"看護とは何か"がつかめなくて悩んでいるというより，それ以前の，学びつつある自分自身のあり方そのものに強い不安をもっているように思えた。

　私たちのまわりを見渡すと，看護学生に限らず看護師にも，看護教師にも，不安定な気持をもっている人が多すぎるように思う。一方では毎日の仕事を，生活の糧を得るための手段とわりきってお茶をにごして過ごす人々も少なからずあって，そのような人々に比べると，不安定な気持を抱いて自らを苦しめている人々のほうがはるかに人間的であるといえるのであるが（なぜならば"問いかける存在"が人間であるから），看護活動を絶対的に必要としている社会的な観点に立つと，看護の担い手たちが自信をもって仕事をしていないとしたら，また目的をもって前向きに歩みを進めていないとしたら，大きな損失だと言わざるを得ないだろう。

　人間が生きていく上において無視できない大切なことは，明確な

目的をもっているかどうかということだと，私は思う。なぜならば，人間は何かに熱中しないではおれないような存在であるからである。どのような赤ん坊にも幼児にもその姿を見ることができるから，何かに熱中する能力は，人間に共通な能力とみてよいのであるが，その能力がどのように発揮されるかについては，一人ひとりの生活過程が大きく影響を及ぼすのである。看護の仕事を選んだということにはそれなりのきっかけがあり，そのときそれぞれの頭脳で意志決定をしたということであって，"他人の勧めるままに" という決め方をした人々も，それがその人の意志決定であることには変わりはないのである。

　人間が人間社会のなかで生活する上において，他人の精神的労働や身体的労働に負うところは大であり，それなくしては1日も生きることはできない。そのような関係のなかで生きるとき，看護を仕事に選んだことを大切にし，そのことに熱中する生き方を見出せるようにとり組むことは，一人の社会人としての存在価値を左右するほどの大きなことだと思う。人生において，特に一人前に成人してからの自分の人生において，仕事の占めるウエイトは非常に大きいものだからである。

　本来ならば，学校教育は，一人ひとりが自信をもって生きていく生き方をつかませる役割を担っているはずである。私たちは自分の受けてきた教育のなかで，たくさんの知識や技術を手にいれてきた。しかし，知識は知れば知るほど知らないことの大きさを思い知らされるものであるし，技術もどんどん発達していくものである。したがって学校教育で一番大切なことは，知識や技術の使い方・活かし方をつかませることであろうし，自ら学ぶということをつかませる

ことであろう。また知識や技術を発見し，創造していくことをつかませることでなければなるまい。こういった点で，今日の学校教育はあまりにも無力でありすぎるようだ。

　看護学生も，看護師も，看護学を発展させねばならない立場にある人も，みんなが自分の頭脳で対象を見つめ，自分自身の頭脳の現在のレベルを客観視して，そこから頭脳を発展させていくとり組みが必要である。看護学校の教師や教科書を責めるだけでなく，また労働条件や看護への理解のなさを憤るだけでなく，いろいろな学説をまわりに山と積んでその理解に憂き身をやつしたり，そのときどきのはやりの理論の枠組みをそのまま横すべりさせようと無益な努力を傾けたりするのではなく，現実の看護実践をみつめて，看護そのものについての自らの頭脳を鍛え，技術をみがくことを学ばねばならない。看護すること，そのことにおいて専門家であるよう努力を傾けることこそ，私たちの出発点でなければならない。

II　看護の過程的構造を見つめて論理をひき出す訓練をつもう

　どのように出発するかについては，次の学生の手紙を読んでいただきたいと思う。

　＜学生からの手紙＞

　「……前略……"看護"というものを教室で教わるときに，あまりにも抽象名詞が多すぎて私自身前途に対する不安がひしめいている中にあって『看護』8月号（1973年）を読んだことは救われる思いでした。しかし臨床実習が始まって，またあらためて考えねばならないこと——臨床における学生としての位置，現場の看護師が何をしているか，どういう形で指導がなされているかなどを思うと，

看護に科学などあってはじゃまのような気がしてなりません。
　私たちの学校では教務以下，臨床指導者は異口同音に『私たちは薄井理論で教えています』と言います。それなのに実際は看護計画の立て方であって，ものの見方を示すものではないような気がします。このままでいては看護のものの見方みたいなものを身につけることはできないような気がしてなりません。
　こんな状態に対し，個人的にではありますが先生に助言なりをいただければうれしく思います……後略……」

　この手紙は，私が看護学生のために『看護』誌上に連載していたときにもらったものであり，内容的にみて看護学生に共通した悩みであろうと思われたので誌上で意見を述べておいた。その内容は，看護学生ばかりでなく，すでに看護師になっている人が現場で後輩の指導をする場合にも，また看護学校の教師にとっても，基本的にふまえておかなければならないことであるので，ここに再録しておく。説明不十分であったところは加筆した。
　＜私の返事＞
　「……前略……この手紙の内容は私にも責任のあることですし，私自身も感じるところがあったから，今回のシリーズを始めさせてもらったのですが，まず，先生方が教えているのに学生には通じないということを解くのに二つの鍵があります。一つの鍵は，看護過程には形式と内容がありますが，その両者は相対的に独立しているということです。つまりそれぞれがつながりはあるが，そのつながりは絶対的なものではなく，切り離すこともできるという関係なのです。たとえば**目標を立てる**（形式）ということと，どんな**目標**を

立てたか（内容）ということとは同次元で問題にすべきことではないのですが，どちらも大切だから，教師としては教えねばならないわけで，この二つのつながりと違いを正しく理解していないと，どちらかに偏ったり，ゴチャゴチャに教えたりということもおこりうるのです。そして，初めは看護過程を意識的に展開しようとして，その内容をうまく表現できるものとして形式がつくられたはずなのに，そのことを十分納得させることができなかったときは，形式だけが一人歩きをしてしまうこともあるのです。内容を伴わない形式は，無いほうがましといってもよいくらい害の多いものです。

　もう一つの鍵は，看護実践の体験者とそうでない人とのギャップです。先生方が内容について説明しておられるときに，それをそれとして感じとれないという場合には，形式は眼にみえますから，形式だけを教えられたと感じることにもなるでしょう。そこで学ぶということの基本について，この手紙に含まれている問題を整理しながら総ざらえをしておきます。

（1）教室で学ぶということの意味
（2）教室で学ぶときに大切な姿勢
（3）現場で学ぶということの意味
（4）現場で学ぶときに大切な姿勢
（5）看護師に必要な姿勢

以下，順を追ってできるだけ具体的に述べてみます。

（1）**教室で学ぶということの意味**

　看護について学習する場合に分かっておかなければならないのは，看護実践には一つとして同じものはないということです。つまり，何をどのように学んでも**学んだとおりに進行する実践はない**という

ことです。ですから，看護を学ぶ場合は自然のままのあり方をできるだけこまごまと具体的に知ろうとするより，"看護実践に共通に含まれていることは何か"とか，"この場合とあの場合とではどんなところが違っているのか"などと抽象化して学習することのほうが大切だということになります。看護に限らずどのような教科でも，教室で教えるために抽象化ということが行われるのは，この自然界が立体的な構造をもってつながりあっているからなのです。一つひとつ違うように見えていることの内面を見つめるならば，必ず共通な性質が含まれており，その共通な性質をとり出して教えることによって，ものごとを理解する範囲が広がるばかりでなく，一つひとつの違いもよりはっきりと理解することができるようになるのです。

　たとえば，5＋1＝6，という計算練習も抽象化した学習です。5円でも5人でも5本でも5枚でも，すべて共通な概念としてとり出すことのできるのは5という数概念です。私たちは具体的な物を何回も見る経験を通して数概念を理解し，数概念を理解してから具体的な物につなげると，より理解が深まるという学習を経てきています。小学校1年生では，自分の指という形のあるものを見なければ計算ができない段階や，逆に計算はできるのにお金という形あるものをだされると，5円玉と1円玉の区別はできても2個のお金でいくらになるのかさっぱり分からなくなる段階もあるなどジグザグコースを経て，物でもお金でも数概念でも自在に使いこなせるようになっていきます。これは具体から抽象へ，抽象から具体へと自由自在にのぼりおりできるようになったことを示すのですが，このことは単に算数ができるできないにとどまらず，他の教科や生活の仕方全般にわたって必要な基本的な学習なのです。

看護を学ぶ場合もまったく同じです。理論を学ぶのがなぜ大切かというと，理論は，抽象的な認識を体系として示したものですから，この"のぼりおり"の訓練とあいまって，応用能力を高めるためになくてはならないものなのです。理論がなければ基本線がないことになりますから，何をしてもぐらぐら揺れてしまうでしょう。ですから，抽象的であることがいけないのではなく，**教師は"のぼりおり"をさせないのがいけない**，**学生は"のぼりおり"をしないのがいけない**というように問題にすべきなのです。そこで，学生にとって大切なことは，"どういう姿勢で学ぶか"をはっきりつかむことだということになります。

(2) 教室で学ぶときに大切な姿勢

どのようなことでも"分かる"ということが，具体―抽象―具体を自在に駆使できるようになることだと納得できるならば，学ぶときに意識的にのぼろうとしたり，くだろうとするとり組みが，決め手になることが分かるでしょう。認識の立体的構造については実践編第二章「基礎となる理論」で触れますが，第2段階の表象のレベルの認識を活用することによって学習は一段と進みます。要するに，自分の頭にイメージが描けるかどうかを自問しながら学習を進めていくのです。抽象的な表現を聞いたら，"たとえば？"とイメージ化する試みをする，現象についての説明を聞いたら"つまりどういうことなのか？"と考える習慣をつけることです。そして分かったことはどしどし使ってみることです。

何を学習しても，単なる知識として覚えるのではなく，看護という実践にどのような関わりをもってくるのかという問いかけを忘れないで選択しつつ学習することも必要です。

たとえば，まだ臨床医学の学習をしていないときに「先天性股関節亜脱臼」という病名をみて，"分からない"と片づけてしまうのではなく，分からないのは亜脱臼というところだ。股関節を両手でつくってみる。右手で握りこぶしをつくって左手をそれにかぶせる。脱臼というのは右手が左手の外へ出てしまうことだな。亜熱帯の亜がついているのだから，完全に脱臼してしまってはいない状態をさしているのだろう，などと考えながら，「歩行困難，疼痛」の字にぶつかったら，立ってみる。股関節に重力がかかるな，股関節を意識しながら下肢を動かす。どの動きがむずかしくなるのだろう。予想しながら歩いてみる。跛行になるな，亜脱臼のままで成人したとしたら股関節につながるいろいろなところへ変形がきているだろう。疼痛は立ったり坐ったりの動作時に一番強いのではないだろうか，などと自分という一人の人間の正常なあり方をよく見つめることによってイメージを次々と広げていくことができるのです。このことを"追体験を観念的にする"といいます。つまり，頭のなかで他人の体験をしてみるということです。

こういう姿勢で学習していると的を射た質問ができるようになり，どのような看護が必要かについても教師の助言を得てどんどん学習を進めていけるでしょう。要は"独学の精神"をしっかりもつことです。

(3) **現場で学ぶということの意味**

看護を学ぶのに実践の現場を離れては不可能です。しかし，ただ現場へ出ればよいということではありません。どこの学校でも臨床実習を大変重視していますが，その本当の意味をどのように教えているでしょうか。現場で学ぶことの一番重要なことは，そこに具体

的な患者がいるということですから，"患者から学ぶ"ということ，つまり具体的な患者を目の前にして，その患者について自分がどう認識するか——どんな事実を認め，それをどのように表象し抽象するか，そして看護の本質からみてこの患者に何をなすべきかと具体化して方法を決め，実践に移すということです。

　たとえば，卵巣囊腫の摘出をした創部の回復が遅れ，退院予定日がとっくに過ぎていらいらした様子をみせている患者を受けもったとき，食膳をさげに行って"とり肉と豆腐の煮つけ"が残っているのを認めたらどうしますか。"食事があまり進まないようでは困った"と漠然と考えるのではなく，"とり肉と豆腐の煮つけが残っている"と思う現象のレベルの認識の仕方から一歩のぼって，"たんぱく質が残っている"と思うならば，表象のレベルの認識になります。この認識ですと，"たんぱく質を補なわなければ"というより**具体的なとり組み**をひき出してくることができます。もう一歩のぼって"創部の細胞の再生に必要なものが残っている"と思うことができるかできないかは，教室で学習したたくさんの抽象的な知識がどれだけ身についているかにかかってくるのですが，このレベルの認識からひきだされてくる方法は，単にたんぱく質にとどまらず，創部の回復に必要な栄養のバランスを問題にするとり組みになってきますし，排泄のほうへも自然に眼が向くことになるでしょう。また，早く退院したがっている主婦なのになぜ副食を残すのだろう，どんな補食をしているのだろうなどと，次々と知っておかねばならないことが出てきます。

　教室で学習することが，たくさんの事実からとりだしてきた抽象的な認識を学ぶのに比べ，現場で学習することは，一つの具体例に

どのような条件があるかを，自分の頭のなかにある抽象的な知識と照らしあわせつつ確認していくことなのです。ですから，頭がからっぽであれば学び得ることは小さいということになります。

ナイチンゲールも現場での学習を強調した人ですが，こんなことをいっています。「看護学生が患者を見たとき，学習してきたことの**実例**を見たと思えるような学習の仕方が必要である」と。

(4) 現場で学ぶときに大切な**姿勢**

私たちが患者を受けもって，学習してきたことの実例を見たと思えるかどうかは，私流にいえば，頭のなかを科学的なものの見方で武装しているかどうかで決まるのです。私が臨床指導をした事例で説明しましょう。学生は基礎看護の学習が終了したときの実習生です。

72歳の女性で食道に潰瘍があり，経口的に食事をとってはいますがひんぱんに嘔吐してしまい，ときには気管の奥まで吸引する騒ぎでした。ちょっとむずかしすぎるかと迷いましたが，生物体の条件として嘔吐につながるものが明確ではなかったので受けもたせました。学生の収穫の第一は，食事を運んでいったとき何かを探す手つきから，吐くときのことを考えているなというひらめきでした。学生のとった行動は，いつものように坐位にして食膳をととのえて，食道が少し通りにくくなっているけれど悪い病気ではないし，あまりひどくもない，食べようと思ってのみこまないと気管にとびこむおそれがある，ゆっくり少しずつ味わって食べてほしい，栄養をとらないと潰瘍はなおらない，終わりごろをみはからってお茶をもってくる，何かあったらブザーを押してほしい，といって離れたのですが，実習第1日目から嘔吐はありませんでした。前週までは，食

事と一緒に洗面器を，患者が気にするので"仕方ないこと"として運ばれていたこの患者が，以来全然嘔吐しなくなりました（実習中の1週間とその後の1カ月位，そのあとは追跡していない）。

　学生がこの事例を受けもってどんなことを考えたかをきいてみますと，摂取と排泄を同時に考えるのがいけないのではないか，摂取に集中させるように一生懸命した，と言うのです。

　またこの患者は下半身麻痺があり，褥瘡が仙骨部にできていましたが体位変換を非常に嫌がり，嘔吐しないのに気をよくした学生が一生懸命体位変換をしたのですが，そのたびに嫌そうな表情をされるので困っていました。何回目かの体位変換のとき，学生が非常に苦しそうにゆがむ患者の表情をみて，「横を向くと痛いですか」と声をかけたところ，「横を向いても縦を向いても痛いですよ」と言われました。そこで学生はドーナツをたくさん作り接触部分に当てながら，体位変換をつづけました。夕方熱がでて（この患者は膀胱炎もあり時々熱を出していました），大変心配した学生を連れて，「あまり動かしたからお疲れになりましたか」と声をかけたところ，「今日は体がとても楽でした」といわれ，感激した学生を患者のそばに残して私はその場を去ったのですが，翌朝の看護記録に，「訪室するとテレビ体操を見ながら手を動かしていた。どうしたのですか，とたずねると，運動ですよ，と言ってニヤリと笑われた」と書いてありました。学生に，あのときどんなことを話しあったのかをきいてみますと，"人間にとって運動とは"ということと，年をとった人が動かない場合について説明したというのです。その後，患者は体位変換を嫌がるどころか，同室の患者に頼んで動かしてもらったり，1日の計画についても，何時には右を向かせてほしいなど

と注文を出すようになりました。

　このような実習体験はたいていの人がもっているのではないでしょうか。そして，それを1回限りの嬉しかった体験として埋れさせているのではないでしょうか。この看護実践を過程として見つめるならば，どのような学習ができるでしょうか。胃瘻をつくって体力をつけようとする医師の治療方針も拒否し，看護師のはたらきかけにも拒否的な態度をとりつづけ，食後，嘔吐をひんぱんにおこしていた患者に態度の変容があったことは，看護理論を打ち立てる上で無視できないことです。看護理論は，実践上ゆきづまったときに，"こうしてみよう"と考えてとり組むことを可能にするような指針でなければならないからです。きっかけをつくった学生の行動を見直してそこにどのような論理がひそんでいるかを考えてみることにしましょう。ものごとのなりゆきには，法則性があるものとないものがありますので，法則性があるようならば，それを認識できるようになりたいからです。さて嘔吐の現象が実体にはっきりした根拠を認められないとしたら，認識のほうに問題があるのではないかということは，誰でも考えるでしょう。そこで，このように考えて生活してみてほしいという案として，食物が胃におさまるまでの大切なポイントを一つずつ説明してみた。これは嘔吐の原因となり得ることを考えてその原因をとり除くことによって，よい結果を生むのではないかと予想したはたらきかけです（あとで食事をするたびに潰瘍に悪いと思っていたこと，きっと癌だからなんでも食べるようにいわれているにちがいない，というような疑心暗鬼のとりこになっていたことが分かりました）。また体位変換をされたときの患者の反応は，そのときの疼痛と体位変換の効果をどう思っているかと

いうことを秤にかけた結果として出てきたものと考えられますが，この場合は"どうなってもいい"と思わせる結果になっていたのです。疼痛が減り，効果についての分かり方がよりはっきりしたことが，どうでもよい態度を変えたのではないかと予想できないでしょうか。そこで次のような論理を導きだしました。

　［からだの法則性にあったはたらきかけをし，そのことの意味についてイメージを抱かせることができれば，対象は変容する］

　この事例の場合，わが身に快となって現れることがなかったとしたら，説得に耳をかさなかったかもしれません。あるいは，学生のひたむきな話しぶりにひきこまれたのかもしれません。いずれにせよ，生命力を消耗させるものをとり除こうと看護した結果であることは確かです。現場での学習は，このように，この人の生命力を消耗させるものは何かを発見しようという意図をもって対象を見つめること，そして発見したことは必ずとり除こうと具体的にとり組んでみることです。この姿勢が実践家としてのあなたを育てるのです。

(5)　看護師に必要な姿勢

　これまで私は実践の指針となるものを求めていろいろな文献を読みましたが，どうにも満足できなかったのは，看護師の認識を切り離して看護技術について研究されていたり，対象の認識には無関心のまま研究が進められている例があまりにも多かったことでした。ところがナイチンゲールは，看護の定義づけをしただけでなく，素朴な方法論をすでに述べていました。

　「看護婦は患者に三重の関心をもたねばならない。第一は，その事例に対する知的な関心，第二はその患者に対するもっと強い心のこもった関心，第三はその患者の回復やケアに対する技術的，実践

的な関心である」と。

　つまり，実体を見つめる自然科学者の眼と，認識に迫ろうとする社会科学者の眼と，両方から得られた情報から推論し予想を立てて，看護に工夫をこらしていく仕事であることを指摘しているのです。

　これまで述べてきた私の方法論も，小さな看護実践をこうした三重の眼で分析しながらつくりあげてきたものです。

　科学的な方法論をもつことが，現在の看護界の急務です。そのためには，何よりも科学的なものの見方・考え方で自分の頭を訓練する必要があります。食道潰瘍の患者を受けもった学生が明確に意識していたかどうかは別としても，少なくとも臨床指導者としての私の眼には，次のことが焼きつけられたのです。すなわち，"どんな行動にもそれなりの合理的な根拠があるはずだ" "健康の法則に合致した生活の仕方は回復をはやめる" "ある行為の意味が体得されればその行為への意欲は高まる" といった人間に共通なあり方を一つの**予想**として使いながら仕事をしていくことが，他の看護師には見過ごされている事実に眼をとめさせ，看護の役割を果たすことにつながるということです。科学は認識ですから，外からはっきり見分けられるものではありませんが，**邪魔になるどころか，科学的な認識に導かれて**こそ忙しさの中でも看護することができるし，また自分の行為を無意味に感じることもなくなると思います。

　すぐれた看護師たちのすぐれた実践がどんなに人々の心を動かしたとしても，当の看護師にとってその実践の意味が明確に意識されず感覚的なものにとどまる限りその体験は1回限りのものとなり，後輩に伝えることもできなければ看護以外の方々に看護の価値を評価させることもできません。そこで私たちはまずどのような小さな

体験でも，それを過程として見つめ，どのような構造をもって進んだのかを分析する必要があります。失敗した経験でも同じことです。生物体の条件の把握が不十分だったのか，生活体の反応のとらえ方が一面的だったのか，はたらきかけに工夫が足りなかったのか，三重の関心をもちつづけてとり組んでいるうちに看護研究に必要な能力もついていきます。看護の過程的構造へのとり組みが看護研究の主流にならなければ，看護理論の発展は決して期待できないといえましょう。看護実践家にしかできないこの仕事が，数多く未踏のままで残されています。現場に出て看護を型どおりやってその日その日を送る看護師にならないためにも，看護研究をしなさいといわれてあわてて何をしようかと頭を悩ます看護師にならないためにも，実践から論理をひき出してくる学習をしてほしいのです。私が看護理論を求める学生たちに強く訴えたいことは，"自分の看護実践のなかから論理をひき出してくる以外には決して求めるものは得られない"ということです。皆さんも歩いてみてください。足跡がつくのがきっと見えるでしょう」。

第二章　基礎となる理論

看護を実践するにあたってふまえておかなければならないこと

I　"看護とは"がなければ問題は解けない

　今，とにかく困っていることは，看護師が足りないことであろう。実際，病院のなかに入ると，あちらにもこちらにも，看護の手だけでなく看護の眼すら届いていない気の毒な患者がいっぱいである。毎年，新しく看護師が巣立っても，まるで焼石に水だと暗い気持にならざるを得ない。

　この看護師不足はさまざまな問題提起を私たちにつきつけている。

　看護師が過労で倒れたり，患者に眼が届かず思わぬ事故がおこったりすることを防ぐために，いわゆる2・8闘争や超勤拒否運動が盛んになったことは，これまでの耐えてきた看護師の歴史からみて大きな前進であるし，国民の側からみても，病んだときの看護が保証されることは歓迎すべきことにちがいない。けれども，"どうしてもこれだけは今日しておきたい"と思って時間をすごしてしまった看護師のために，病棟主任が超勤をさせたといって組合から文句をいわれたというのは少し行き過ぎではないだろうか。与薬は医師の責任でありながら，あまりにも安易に看護師に委ねられている現

状を正すために，責任を負いかねる与薬の仕事は引き受けないというのは，患者の安全のためにも絶対必要なことである。けれども，血圧の変動の激しい患者の点滴の滴下速度を調整するのも医師の仕事だ，といって拒否するのは行き過ぎではないだろうか。

"この職場では看護ができない"と**看護のありそうな職場**を求めて渡り歩く人がふえているという事実も，さまざまな医療施設があることを思えば当然とも考えられるが，反面，何とも頼りない看護師だとは思えないだろうか。これでは，まるで青い鳥を求めてさまよったチルチルとミチルのようである。

これらのことは，私たちが日常の実践のなかで避けて通ることのできない問題であり，その解決に当たっては一人ひとりの看護師が，それぞれ自分の責任において判断を求められることになるのであるが，どのような問題に対しても一貫した判断を貫くためには，どうしても自分のよって立つ基本線が必要である。なぜならば，看護の問題は一つひとつの問題の表面的な事柄をとりあげても解決にならない問題が多いからである。私たちの判断のよりどころとなるものは，"看護とは何か"を科学的に解明した理論ではなかろうか。ひとりよがりな解釈ではなく，みんなが論理的になるほどと思えるものとして，看護そのものをとりあげることができれば，現実にどのような問題がおこっても，"看護とは"から出発して自分の行動を決定することができるようになるはずである。またそうあらねばなるまい。なぜならば，それこそが主体性ということであり，主体的な看護師のあり方なのであるから。

というわけで，これまでよく行われている"看護"を国語的に解釈したり，いろいろな人が何といっているかという文献的なとりあ

げ方ではなく，"現実の看護は，どのような過程的構造をもっているのか"と科学的な態度で見つめてとり組み，それに不可欠な科学的なものの見方・考え方を確認しておきたいと思う。

Ⅱ 看護は，精神⇄物質⇄物質⇄精神，という進み方をする

　看護は，看護する者と看護される者とによって成り立っている。どちらも人間であるから，人間が人間にはたらきかけるという関係としてとらえることがまず第一に重要なポイントである。

　人間は，**物質**と**精神**という本質的に異なった存在が統一されている生物である。この当たり前のことを決して忘れないために，私は人間を図12のように表現することにしている。つまり，人間は眼で見たり手で触ったりできる実体と，直接五感で確かめることのできない認識とをもっており，両方が密接なつながりをもっている存在である。この人間は，厳密にいえば一人で存在することはあり得ず，社会的なつながりのなかで生活している。たとえば実体においては，他人のつくった食物を食べ，他人のつくった衣類をつけ，他人の労働に支えられて自宅から学校へたどりつくことができるし，認識においても，他人との触れあいのなかで新しいことを覚えたり，喜びや悲しみを味わったり，他人の行動を見てまねをしたりあんなこと

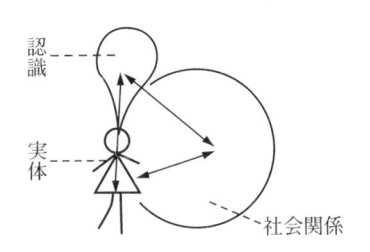

図12　生物体としての人間

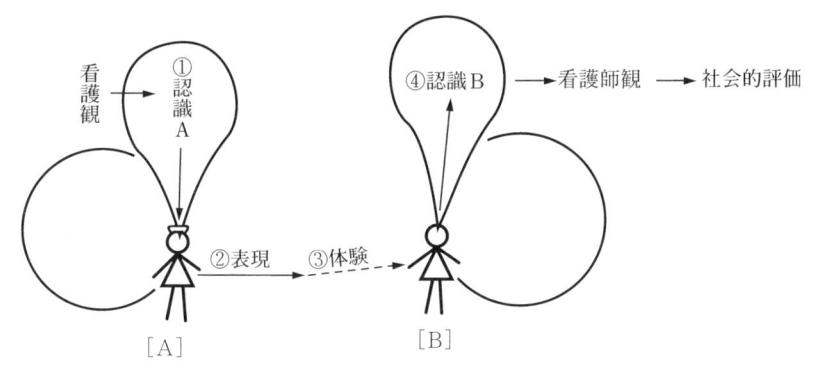

図13　看　護　の　過　程

はすまいと決心したり，のように社会的につくられていくのである。
　このような社会的個人である看護師と，同じく社会的個人である看護の対象との関係には，どのような内的な構造がかくされているであろうか，図示してみよう（図13）。
　この両者の間に看護実践があったとすると，その過程は図13の①から④へと進行する。看護師［A］は対象［B］を見てある認識をいだく。これが看護過程の出発である。そこにどのような人がおり，どのような事実があったとしても，**看護師がそれを見て援助が必要だと思わなかったら看護の実践は始まらない**のである。また，その事実をどのように見るかによって看護師の行動は異なってくるのである。慣れない者が病棟へ出ると，「なぜこんな徴候を見落としたのか？」とか，「こうなることは予想できなかったのか？」とか，「ちょっとした心づかいだけで済むことなのに，なぜしようとしないのか？」などというベテラン看護師の嘆きを聞かされることがあるものだが，これは単に経験の不足ということだけで片づけられる問題では決してなく，看護ということについての考え方が違う場合

が非常に多いのである。

　なぜならば，人間は頭脳に支配されている生物であるから，ある人の行動にはそれを支えるその人の頭脳のあり方が先行しているのである。つまり人間はそのときのその人の頭のなかを支配している感情や考え方によって行動が決まってしまうのである。たとえば朝起きてすぐ歯をみがいている人は，食後にみがいたほうがよいということを学習した後にも，その考え方が**支配的**にはならなかったということである。

　これは私たちが看護観をしっかり鍛える必要があるということと，いつもその看護観に照らしながら看護行動を決定するように意識的にとり組むことが大切だと教えているのである。

　さて，認識は実体がないので認識そのものが頭から抜けだして他人のところへ移ることはできない。つまり看護師が思っているだけでは，対象[B]には何も伝わらないのである。そこで看護師は自らの身体を使って道具や材料のたすけをかりながら表現することになる（②）。

　対象[B]は看護師の表現によって看護を体験するわけであるが（③），その体験は刺激として脳へ伝達され，看護師や看護や健康についての認識につながっていく（④）。こうして私たちの日常の実践が，対象である人々を通して国民的な認識に広がり，看護に対する社会的な評価を形成するということになる。

　看護実践がこのような過程的構造をもっているとなると，私たちのものの見方・考え方は，私たちの眼にうつる事実や現象を表面的・平面的に見るといった単純なものであってよいわけはなく，内面の立体的構造をしっかりと見つめられるものでなければならないとい

うことになるのは当然であろう。

Ⅲ　看護師は自然科学的発想と社会科学的発想を駆使できなければならない

　看護師が健康の守り手であることを否定する人はいないであろう。その私たちの健康の鍵は，毎日の生活の仕方のなかにひそんでいる。したがって健康の守り手としては，どのような生活の仕方がなぜ健康によいのかをしっかりと学び，自分が実行できるとともに他人にも実行してもらえるような能力をもつ必要がある。健康によい条件が本当につかめたならば，健康が障害されたときにも，その原理をふまえて具体的なとり組みを工夫することができるはずである。なぜならば病気は健康一般からみて特殊な状態として位置づけることができるからである。

　そこで人間にどのような法則性（合理的なくり返し）があるかをとりあげてみることにしよう。

　まず実体には，呼吸（酸素の摂取，二酸化炭素の排泄），循環（栄養物・酸素の運搬と不要物の運搬），食と排泄，活動と休息のくり返し，などさまざまなくり返しのリズムがあり，相互に密接な関連をもっている。これは人間が自然界に存在している生物であるから，自然の法則に影響された法則性を本来的にもっているのであって，この面については，生理学や生化学などの自然科学の発達によってどのような法則性があるのかが明らかにされてきている。それぞれの本質を大づかみにとらえておくこと，およびその法則性を支える条件あるいは乱すものは何かを整理しておくことが大切である。

　ところで，私たちの生活もさまざまなくり返しの連続である。朝

起きると顔を洗う，三度の食事，規則的な勤務時間，決まったテレビ番組をみる，12時までには寝る，などといったさまざまなくり返しは，人類が自然のリズムにあわせて出発し，経験的に健康によいという自覚に支えられて強化されたり，他の価値，たとえば収入が多くなるとか，面白いとかという理由が先に立って健康によくない習慣として定着したりしたものである。

　つまり健康を左右する生活現象は，人間のものの考え方（個人的，社会的な）によって強く影響を受けるのであるから，人間のものの考え方についての法則性をしっかりつかんでおかないと，健康によい条件を守れないだけでなく，良いか悪いかの判断すらできないことになってしまう。

　人間のものの考え方は一人ひとり違うし，どのように考えなければならない，ということもないということは確かであるが，一方で合理的なものの考え方に感心したり，人間の考えることなど似たり寄ったりだと思うこともある。毎日あれこれと予想をたてて生活しているということは，意識的にせよ感覚的にせよ，人間のものの考え方を積極的に学びかつ使って生活しているということである。

　このように，人間は実体と認識という異質の存在が，それぞれ法則性をもって一人の人間としてまとまり，人間社会のなかに実存し成長していくのであるから，私たちが看護する場合の対象の見つめ方は，"全人的に人間を見つめる"と言葉で唱えるだけでなく，実体と認識のもつ法則性を意識的に見つめることを可能にする方法論をつくりあげなければ，看護に役に立つ独自の見つめ方とはいえまい。

　このように考えたとき，私たちが学習してきたことがいかにアン

バランスかを知らされる。看護教育が医学教育に追随してきた歴史から考えると，これは当然のことであるが，医学教育が大きな歪みをもっていることは周知の事実である。すなわち実体についての知識がまことに高度であるのに比して，認識についての知識がいかに軽んじられていることか！　医学の専門教育のなかに組みこまれている社会科学はほとんどないのである。自然に存在しているものを研究する自然科学と，人間がつくりだしてきた社会や精神について研究する社会科学が正しく教えられずして，まともな人間の治療ができるであろうか。一般教育として学んでいる社会科学も健康を守るために欠かすことのできない科学として構成されているとは言えないのが現状である。結果として，実体については，血管の造影に成功したり，アイソトープを使って腫瘍の像を浮きぼりにしたり，癌の転移の機序を撮影するのに成功するなど，めざましい進歩をつづけていながら，認識の面では経験的，手探り的なとり組みの域をでることなく人間を人間として受け入れられないとり組み，たとえば苦痛を訴える患者の実体に根拠が見当たらないと，神経のせいにしてなんらなすことを知らない医師も少なくはないのである。

　私たちは，こうした医学の**物質面**でのはなばなしい成果を学びとろうと一生懸命になるだけでなく，人間の健康をまっすぐ見つめられるものの見方，考え方を身につけることが大切であることをしっかり確認しておかなければならない。

Ⅳ　科学的な認識論で頭脳を訓練しよう

　人間のあらゆる行動はその人の頭脳を通過することなしには始まらない。そこで私たちは，**事物の存在のあり方**と，**受けとめる頭脳**

のあり方について学んでおかなければ、正しい理解も正しい判断もできなくなる。事物の存在、すなわち現実の世界は、人間の存在以前から存在し、変化しつづける無限の存在である。人間は、客観的に存在している現実の世界のあり方を、それぞれの感覚器官をとおして脳細胞で受けとめるのであるから、一人ひとりの身体や精神の発達段階や育ってきた生活過程に規定されてきた有限な認識しかもつことはできない。しかしその有限な認識は決して固定的なものではなくて、人間が生まれて成長する過程を見つめてみると、ものの見方・考え方がどんどん発展していることが分かる。これは人間が現実に存在しているものを受けとるだけの認識にとどまらず、現実に問いかけ、他人の認識を受け継ぎ、能動的に予想してとり組んでいることの結果である。これが個人にあっては学習であり創造であり、人類にとっては文化である。

　この関係が維持されてきたことの担い手として数々の**表現**がある。認識は脳細胞のはたらきであるから実体はない。つまり認識と認識との間に交通関係が生じるためには、実体をかりた表現を必要とするのである。この場合、表現手段を無限にもつことは不可能であるから、表現の手段はおのずから限定されてしまう。ここにもう一つの限界があるのであって、現実のあり方、認識のあり方、表現のあり方を図に表せば図14のようになる。

　そこで私たちが自分の認識を鍛えようと思うならば、次のようなとり組みが必要だということになる。

　(1)　個人の認識はその人の認識でありながら、社会と無関係には存在しないという意味において社会的な認識でもあるのであるから、認識を発展させるためには現実の社会への問いかけを広げ、他人の

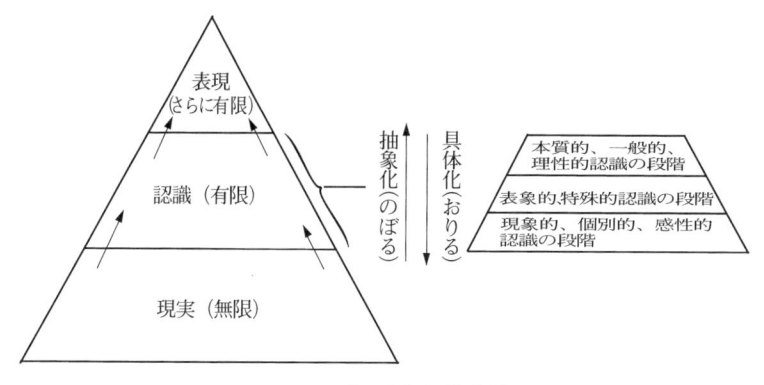

図14 認識の立体的構造[註]

認識との交通を盛んにすることが必要である。

(2) 現実の世界は変化しつづける立体的な存在であるから，どのように正しい認識も，その成立条件を無視したならば誤謬に転化してしまう。常に条件を見つめる訓練が必要である。

(3) 個人の認識が社会的な認識であることから生じる矛盾として，個人の認識のなかには自然発生的な意思（たとえば「食べたい」）と，社会の利害関係から規定された意思（たとえば「授業中には食べてはいけない」）との対立がおこる。人間相手の職業人は，よい行動や望ましくない行動の裏に，どのような意思の対立があるかを探そうととり組むことが必要である。

このような認識のもつ矛盾を正しく理解しておくことは，人間相手の仕事をする者には不可欠であるから，もう少し詳しく説明しておきたい。

まずこの内容を理解するためには，脳細胞の特殊性をしっかりつ

註）この図については，庄司和晃：仮説　実験授業と認識の理論，季節社，1976，を参考にした。

かんでおくことが大切である。つまり，脳細胞は**生理的な活動をしている実体**であると同時に，**外界の刺激を認識する精神活動**を営んでいる特殊な細胞である。脳細胞にとって外界とは，単に人間の体外だけを指すのではなく，からだの内部も外界であり，内部からのさまざまな刺激も脳に伝えられて，認識に影響を及ぼすのである。

　たとえば，気むずかしくてひんぱんにベルを押す患者に接した場合，「患者の心理的特徴には，自己中心性や依存性があるというけれども本当だ」などと解釈するだけでは実践の役にはたたない。私たちは，なぜそのような行動をとるのかを，その患者に接しながら見抜き，何とか解決していかなければならない立場にあるのであるから，その患者がからだの内部からの刺激によって認識がゆれ動いているのか，外部環境からの刺激のためなのか，と両方から考えてみる必要があるし，いずれの場合でもひんぱんにベルを押すという行動は患者の認識の表現としてあらわれた一つの行動であるから，その表現から認識を探ろうというとり組みを欠いては看護することはできない。もちろん具体的な実践としては，内部環境・外部環境の両面をととのえるために何が必要かと具体的な行動をとり，患者の反応によって次第に焦点をしぼった看護へと変化させていくということになろう。

　この際，看護師のチームが外部環境からの刺激因子として，非常にウエイトが重いという自覚があれば，看護スタッフの一致したはたらきかけによって患者の行動を変え得ることも実証できよう。認識はたえず流動的であるのであるから，問題行動は変わり得るという前提を考えておかなければならない。

　次に，相手の認識を探ろうととり組むときに，認識の立体的な構

造や，認識の発展過程について知っておかなければ，予想したことが当たる確率は小さくなる。

まず，認識の立体的な構造について述べよう。

今私は，愛用の黒い万年筆を走らせている。この万年筆について詳しく述べようとすると，とめどなく想い出が浮かんでくる。このような万年筆は，私にとって世界でただ一つのものであるから，この万年筆の上に想いを走らせている限りにおいて，私の認識は**個別的・具体的・感性的・現象的**な認識のレベルである。

この万年筆は大変古いものなので，当節はやりのカートリッジ方式のものではない。インクびんをバッグの隅にしのばせて歩かねばならない不便に耐えるだけの愛着があるのだが，この万年筆の構造を中心に考えた場合には，"私の万年筆はインクを吸い上げる方式のものであって，カートリッジ方式のものではない"というとりあげ方になって，万年筆の特殊なあり方を問題にしていることになる。こういう意味での万年筆はほかにもたくさんある。つまり個別性は捨て去って特殊性に目を向けた認識になる。このレベルは，**特殊的**な認識のレベルである。具体的な様子もまだ残っていて必ずしも抽象化されてしまった段階ではない。

さらに抽象化を進めて，どんな構造であれ，インクが出てきて字が書けるというような機能の上では両方式とも同じであるから，万年筆一般が問題になるときには，どのような万年筆でも同じ認識でとらえられる。つまり，あらゆる特殊性を捨てて，その本質を抽象したのであるから，この段階の認識を，**本質的・一般的・普遍的・理性的**な認識のレベルとして位置づける。「原稿を書くときでもやはり私は万年筆が好きだわ」という場合，この万年筆という表現は

万年筆一般を指しているが，この表現のなかには私の万年筆という個別性も特殊性も同時に統一的に内包されていることに注意してほしい。つまり，抽象化されたということは個別性や特殊性をきって否定してしまったという意味ではなく，一応たなあげされているのである。どの認識のレベルで表現されているのかは，現実のあり方に対応させてみれば分かるということである。また同じ表現でどのようなレベルの認識を指すこともできるという言語の特徴を理解していないと思わぬ誤解を招くことにもなる。

　たとえば「万年筆」という表現にしても，黒板のそばで「そこの万年筆をとってください」とエンピツとかチョークなどと並べてとりあげる場合には，個別的な認識のレベルとしてとらえなければならない。なぜならば，その場で問題にされている現実のあり方に対応して認識しなければならないからである。この三つの具体的な物質に共通している性質を抽象すると，"書くもの" と表現できる。抽象のレベルを高くすればするほど，その概念に含まれるものの範囲は広くなるし（概念の外延），そこに含まれるものの普遍的なあり方は大づかみになる（概念の内包）。このことを理解していれば，簡単な表現のなかに，それが現実のあり方から抽象されたものであれば，膨大な内容をかくしもっているということが分かるのである。たとえばナイチンゲールの "患者一人ひとりを自然が最もはたらきかけやすいようにととのえる" という表現からその内容を受けとる場合にも，抽象の高いレベルで受けとめ得た場合と，表現の特殊性や個別性にひきずられて認識した場合とでは，当然概念の外延も概念の内包も大きなへだたりができてしまう。私の経験でも，学生が非常に面白い反応を示して驚くことがある。たとえば "自然" とい

う表現を，山とか川とかの現象のレベルで受けとめた場合には，まったく何のことだか分からなくなってしまう。"その人が生まれて育ってきたその自然のままに"というような受けとめ方も出てきたりする。ナイチンゲールの表現は看護の具体的なあり方から抽象してきた表現であるという事実を再確認させて，その内容を汲みとるようにと要求しなおす，といった苦労もしている。

　このような認識の立体的構造は，現実の世界が立体的な構造をもっているからであって，平面的に認識してしまう傾向をたえず警戒していないと，あれかこれかとわりきらねば気がすまない発想から脱することはできない。折にふれて抽象化，具体化の訓練をすることが大切である（図14参照）。

　次に，人間は生まれたときから高いレベルの認識をもっているのではなく，次第に発展してくるのである。したがって，特に子どもの認識がどのような発展過程をたどるのかを知っていなければ，子どもを看護することはできない。私が体験した例をひいておこう。

　私が1カ月ばかり入院せざるを得ないはめに陥って，やっと退院した日，鏡に映る自分の姿をみて，思わず「ああ，おばあさんになっちゃったな」と言ったとたんに，4歳の娘と8歳の息子が同時に「そんなことないよ」と言ったのである。「そうお？」といい気になっていればそれまでだったのだろうが，つい「どうして？」ときいてしまった。「だって，おばあさんはね，髪の毛がまっ白なんだよ，ママはまっ黒じゃない！」と娘の勝ち誇ったような顔に，内心いささかがっかりしながらも上の子にきいた。「ボクもそう？」「うーん，そうじゃないけどさ。ボクまちがっていないと思うんだ」ともじもじしているのを，「せっかくおばあさんじゃないって言ってくれた

んだから，そのわけをきかせてよ」と重ねて頼むと，「だってさ，ママがおばあさんになるのは，ボクや雅子に赤ちゃんが生まれてからでしょ……」。そのとき亭主も同席していてニヤニヤしていたのであるから，私の一つの発言が三人三様に認識されたという実に見事な実例となったのである。

　このことから私たちが学ぶのは，人間の認識はその人の発達段階・生活過程のあり方に規定されるという事実である。娘は自分がもっている"おばあさん"というイメージと自分の母親とを比較して判断を下している段階である（表象のレベルの認識）。息子になると，自分と親という親子関係を，自分が親になったときの自分の子との関係にまで広げて理解することができるようになっており，その上で自分の子と自分の親との関係をみて"おばあさん"という表現をとらえているのである（理性のレベルの認識）。実際には，一人の人間の一生のうちでの相対的な関係として"歳をとった"と表現したことばなのであるが（感性的レベルの認識），成長期にある子どもたちにとっては，その実感を認識することはまだできないのである。つまり，現実の世界には無限の事物や現象が存在しているが，私たちはそれぞれの生活過程のあり方から有限の認識しかもつことができないのだという矛盾の存在の一例である。

　私が，「おばあさんになっちゃったな」と言ったことに対して，同席していた三人が，それぞれ違った受けとめ方をしたという事実は，"個別性をふまえた看護を"と願う私たち看護師には，見逃すことのできない大切なポイントを示している。すなわち，三人の感覚器官は同じ刺激をキャッチしたであろうに，"その人らしく"認識されたのである。人によって受けとめ方が異なるという事実は，

大人と子どもだからというこの事例の内容を超えて、日常数えきれないほどあるのである。

　そのような事実を認め、自覚することから私たちの仕事を出発させるのでなければ、どのようなはたらきかけも"その人"をととのえたことにはならないのである。人間がひとりひとり異なっているということを知るだけではなく、個別性をキャッチする方法、個別性にこたえる方法をもたなければ、少なくともその能力を高めるための努力の方向を知らなければ、私は"看護"の上に安らうことはできない。

　この点に関して先人たちが十分教えてくれなかった原因は、「どうしたら相手の認識に迫ることができるのか？　それはなぜか？」を**理論的に解明し**得ていない、つまり科学的な認識論がなかったからである。

　今日では人と人との精神的な交通の過程を分析し、そこから方法をひき出す試みを展開することが可能になった。この事例を分析してみよう。

① まず最初の段階は、鏡を見た私が"歳をとったな"という**認識**を抱いた段階。

② この認識は直接他人に伝え得るものではないから、言語という手段に託して、「おばあさんになっちゃったな」と**表現**した。

③ この表現を聞いた相手は、その表現から私の考えを自分の頭のなかに**イメージ**として**描**いた。

④ そのイメージに対して、相手自身の**判断**が生じた。

⑤ その判断もまた精神活動であるから、言語を媒介として**表現**された。

⑥　私は表現された言語から相手の認識を知ろうとしたが，イメージが十分描けなかったので質問した（**イメージを描く→確認**）。

⑦　別な表現になおされて，私はやっと相手の認識を自分の頭に複製することができた（**より明確なイメージを描く**）。

　以上のようにして，私と子どもとの間に精神の交通がおこったのであって，どのような人間関係もこのような過程で理解できたり，できなかったりのさまざまなプロセスが展開される。このような認識の触れあう過程を方法化することができれば，自分の意思を相手に伝えるときも，相手の認識を読みとろうとするときも，意識的に努力を重ねて上達できるはずである。

　人間の認識が変化することを認めない人はいないだろう。なぜ変化するのか？　についても私たちははっきりつかんでおく必要があると思うので，この事例のつづきを紹介しておこう。

　私は「おばあさんになっちゃったな」と言ったとき，確信にみちて「そんなことはないよ」と言った娘も，その後のやりとりや兄の発言から，いろいろと考え始めたようであった。そして，本当に困ったような悲しそうな顔をして言った。「ママがおばあさんになったらどうしよう，おばあさんがいっぱいになってしまう！」

　この表現を聞いた私は，娘にある認識が生じ（p. 71，図8コミュニケーションの過程的構造，における①），それがことばとして表現された（②）のであるから，娘の認識を理解しようとして，娘の頭に描かれているイメージを想像してみた（③）。たぶん娘の頭のなかには，髪がまっ白になった私のイメージが描かれているであろうし，同時に娘の祖母である二人のおばあちゃんのイメージも描かれているのであろう。

こう思うと，「これは確かに困るであろう」という実感が私にもおこってきたから，一方では「本当に子どもらしい発想だな」とおもしろく思いながら，さて，「まさか，ママがおばあさんになる頃には，おばあちゃんは死んでしまうから，そんなことはおこらないのよ」（理性的なレベルの認識）とも言えないので，娘の不安そうな顔つきからもっと娘の気持を知りたいと考え（①），娘を膝の上に抱きあげて「ほんとだ。どうしよう」と言ってみた（②）。すると，「ママ，おばあさんにならないで．／」と言った（④）。娘の困ったような表情が私がおばあさんになることに対する不安なのだと分かったので（⑤），ここが焦点ならば，おばあさんには急にはならないこと，うんと長くかかって少しずつ変わることを強調すれば，不安は軽減できるのではないかと考えた（①）。そこで，うんと長くかかるということを，両手を何度も広げたり握ったりして見せながら，「こんなに寝ても，こんなに寝てもおばあさんにはならないのよ」と言うと（②），娘はやっと笑顔をみせて，おまけに私のしぐさをまねて確認してから外へ遊びに行ってしまった。

　厳密にいえば，娘の頭のなかに実際に描かれていたイメージと，私が想像したイメージとは同じものではないだろう。私は頭がまっ白で今のままの顔だったかもしれないなどと空想するのは楽しいものだ。だが，だから人間が人間を理解することなどできるはずはないと考えねばならないのだろうか？

　いずれにせよ，精神活動は直接手でつかみとってこれるものではないのであるから，「分かりあう」という過程は，イメージを介して分かりあう以外にはないことだけは確かである。このような性質のものに数学的な正確さを要求しようと思うこと自体，ばかげたこ

となのである。「分かる」ということは，関係者にえがかれたイメージが近似的ながら重なりあうという過程的構造をもっているのだと理論的につかむことができるならば，私たちは，ある人の表現や反応を観察した場合，常にその奥にあるその人の認識に迫ろうとして，能動的にイメージを描くことから出発しなければならないと考えることができる。

　次に，描いたイメージが相手の認識にできるだけ近いものになるようにするには，どのようなとり組みが必要であろうか。

　先日，息子がこんなことを言い出した。「ぼくは先生になって自分の子どもを教えたいな。うんと分かりやすく教えてやって頭をよくしてやりたいんだ。ヒントをだよ。もちろん厳しく教えるんだ」面白がって聞いているうちに，友だち同士で教えあううちに，教えることに自信をもち始めたらしい様子が分かってきたが，ふと「だけど，子どもは困るかなあ，自分のパパのことを先生と呼ばなきゃならないし，みんなと同じようにしなきゃいけないんだもんね」。

　娘がおばあさんになった私を想像している場合には，自分は自分である。けれども息子が自分の子どものことをしゃべっているときには，観念的に自分が自分の子どもになっているのである。このはたらきを自己の他人化，または自己の二重化などといい，自分の頭のなかに観念的に"もう一人の自分"をつくりだして相手になってみることを指す。

　人間は一生のうちに体験できることは限られているから，積極的に生きようとする人は，他人の体験をきいてそれを納得したいと思ったならば，自分でも体験をしてみるだろう。胃チューブをのむとか床上排泄の要領を学んだあとでそれを実際に体験してみるという

とり組みは，他人が経験のなかからつかんできた方法を実際に行ってみるのであるから**追体験**である。しかし，手術をしてみるとか盲人になってみるということは実際に体験してみることはできない。自分で体験してみることのできないことは人間の理解を超えたことなのであろうか。否である。たとえば俳優や作家は自分では直接体験していないことをどこまで**観念的**に**追体験**することができるかに賭けている職業である。人間に意図的にはたらきかけようとする職業人も，この観念的に追体験する能力を鍛えなければ他人を受けとめ変容させることはできない。観念的に相手の立場を追体験することによって，全然違った見方ができるようになることは，よく経験することである。したがってイメージを描く際にもう一人の自分を**相手の立場**に立たせて描くということが大切なのだということになる。

　私が精神活動の触れあいの分析に子どもの事例を用いたのには，一つの意図があったのである。つまり，心強いことに，どのような人であれ，人間ならば，実際に受けとめた知覚の範囲にとどまらず，イメージをつくり出す能力（表象能力）が備わっており，それは生物体としての人間の特徴である。その表象能力を能動的に活用することによって認識が発展するのであり，どのように活用するかは，その人の生活体としてのあり方の表れなのであるということを言いたかったからである。この面をはっきり認識して，常に相手の立場を観念的に追体験できる人間になろうと努力すれば，この能力は高まるにちがいない。

　私たちは看護師をめざしているのであるから，すなわち，プロになる以上，これらの能力を自然成長のままにまかせてはいけない。

そして，相手を自己のなかにつくり出すという能力がすぐれている場合，二通りの方向が出てくるということも知っておきたい。病み苦しむ人を観念的に追体験した結果，自分自身が苦しくなり堪えられなくなることから，自分は看護師にむかないと逃避する方向が一つである。もう一つは，苦しくなった自分を見つめるもう一人の自分を観念的に対置させて，援助する方法を導き出そうとする方向である。援助の知識や技術がひらめき，こうすればこの苦しさを軽減できるではないか，という立場の変換がすぐできれば，看護師の仕事に生きがいをもつこともできるし，また努力の方向が明るくみえてくる。私たち人間には，"この苦しみを分かってもらえた"と思うだけで満たされる場合もある。またちょっとしたことが分かりあえただけで浮き浮きすることもある。人はみなさまざまで，満たされ方もさまざまだという事実と，思わぬことで嬉しくなったりちょっとしたことでも共感をもったりするという事実との矛盾した現実のあり方を直視すると，私たちが努力する方向がはっきり見えてくる。

すなわち，他人の認識を理解したり，こちらからの援助の意思や方法を相手の認識のレベルにあわせて表現するという技術を，理論的につかんで鍛えるということを基本におく。その上で，

① 対象がちょっとしたことで楽しくなるようなチャンスをふやそうと努力すること
② 触れあいの視点を焦点化して理解を深めようと努力すること，である。

①は，ある入院患者を例にとると，入院生活がすなわちその人の今の生活過程を形成しているわけで，その生活過程は，他ならぬそ

の病院という小社会のなかで展開されているのであるから，その患者がどのような認識をもっているかは，その小社会の構成メンバーと無関係ではあり得ない。

　そこで私たちは常にその人の認識のよりよい発展をめざして，常に積極的にあたたかく迎え入れ，その人をとりまく人々とともに，できるだけ安定した生活を送ることができるように最善を尽くすことにとり組まねばならない。よい小社会を築こうとする意思が，どんなにかけずりまわるような仕事のなかにも一貫して流れており，相手にも伝わるようにしなければ，看護師の仕事を社会に理解させることはできない，という方向が欠かせないものとしてひき出されてくる。そうすると，患者が満たされるチャンスがふえるのではないかと私たちは予想できるからである。

　②は，私たちが理解しておかねばならない点をはっきりさせる方向である。つまり，私たちが対象を理解しなければならないのは，「その人の健康のレベルを向上させるためには，これまでの日常生活のあり方にさまざまな変化が要求される。そして，その要求は，生物体のもつ客観的な事実およびその事実から発した医療従事者側の意思によってひきおこされているのであるから，つまり本人の自由意志のままにならないことなのであるから，"規制"という表現を使ったのであるが，そのような規制に対して対象がどのような認識をいだいているか」ということなのである。すべての対象について根ほり葉ほり分かろうとすることではない。

　自分を患者の立場においてみればすぐ了解できることであるが，あれこれ探られるのがいやな人間もいる。なるべく一人にしてほしいと願っている人もいる。そのような気持が安定感からきているの

か，不安定なために人を避けたいのかを見分けることができなければならないのであって，看護の視点をはっきりもっていないで「知ろう」とすると無意味な会話が交わされて，かえって患者を不安定な状態に追いこむことすらある。"生物体の側面の変化"や"日常生活への規制"に対する"この人の認識"を知って，そこから看護の方法を工夫してみようと考えられる人になってほしいのが，教師である私が学生に対してもっている願いなのである。

では，以上のような方向でとり組むとして，どのような方法で鍛えることができるのかを問題にしなければなるまい。

一口でいえば毎日の生活のなかで使ってみることと，意識的にこの触れあいの過程を一つひとつ考えながら実践してみること以外にない。そうすれば自分の傾向が分かってくる。相手の立場に立とうとしない傾向があるのか，イメージの描き方がせますぎるのか，確認が下手なのか，相手の認識のレベルがとらえられないのか，表現技術が下手なのか，と自らに問うことによっていっそう努力を積むことができる。できれば何人かでお互いに「あなたはこう思ったのでしょう？」「それはまだあの人の立場に立っていないのではないかしら」などと鍛えあうことができればよいと思う。

つまり，一人ひとりの人間を知るということに興味を抱いている人は上達が早いだろうし，さまざまな人との接触をもてる人のほうが上達が早いかもしれない。

作家とか俳優が日常どのようにして"人を知る"訓練をしているか，というエピソードを読んだりするたびに，看護師も人間を対象とする職業というプロ精神にもっと徹しなければと思う。看護学校が全寮制でないほうがよい理由も，看護大学が単科大学より総合大

学のなかにつくられるようにと望むのも，看護師は結婚して子どもをもっているのが当たり前にならないかと思ったりするのも，人との触れあいの能力が高まるチャンスが大きくなると思うからである。

　看護師の特性があまりにも強調されすぎると思う。すぐれた資質を選びぬいて教育するというところに甘んじていてよいのであろうか。私は，自らを鍛えることによってすぐれた看護師になれるのだという**努力の方法**を示すことができるかどうかというところに，教師としての研究する喜びも生きがいもあるのだと考えている。

　最後に意志の自由の問題に触れておかねばならない。これは，患者が指示を守らない場合とか，病院の規則を無視するなど現実の問題に対処する場合のものの見方を定める上で大切な理論である。

　朝起きてすぐ歯をみがく人と朝食後歯をみがく人を調べてみると，朝起きてすぐみがく人のほうが圧倒的に多いようである。しかも，それらの人々は食後のほうがよいと知りつつ，行動は変化していないのである。習慣として定着していることも最初は母親から根気よく教えこまれるという過程がある。毎朝起きたとき，歯をみがいて顔を洗いなさいという母親の教えは，子どもの頭脳にやきつけられ，成人したのちもなお母親の教える声に導かれて実践しているのである。つまり，人間はそのときのその人の頭を支配している考えによって行動が決まるのであるから，朝起きてすぐ歯をみがく人は，食後にみがいたほうがよいということを学んだ後にも，その考え方が支配的にはならなかったととらえたこととまったく同様に，禁煙の指示が守れない人，消灯時間が守れない人には，それなりの考え方が支配的になっているのであって，看護師は，そうした対象の認識に近づきその認識にはたらきかけて認識の発展をもたらすとり組み

ができるよう，自分自身を成長させねばならない。

V 異常を理解できるためには，正常のあり方の理解がなければならない

　身体の異常を理解するためには身体の正常なあり方を知っていなければならないのが常識であるように，また，身体のあり方に精神が影響を及ぼしたり，逆に精神のあり方が身体に影響を及ぼしたりすることが，経験的にも実証的にも問題にされていることから考えても，科学的な認識論を学ぶことは，精神の正常なあり方を正しく理解することであって，看護師には不可欠な学習である。精神医学への看護界からの発言は，まだ現象論の域を出ていない。これからの大きな課題であろう。

第三章　科学的な実践へのとり組み

看護師に必要な能力を見つめながら自ら歩きつづけることが成長を約束する

　オリエンテーリングというスポーツがある。山野のなかにいくつかの地点が設定してあり，参加者は，磁石と地図を頼りにそれらの地点を次々とたずね歩き，全地点をできるだけ短時間で通過するよう競うスポーツである。1コースは10km程度歩くようにつくられているようで，行程はハイキング程度であるが，自然のなかで未知の場所にいどむところにこの競技の面白さがある。この競技には，**磁石**と**地図**が絶対に欠かせないものであり，このほか歩きつづけるための**装備**や**技術**，たとえば山道を歩くにふさわしい服装，弁当，雨具，筆記具などの準備や，自然にさからわず無理をしないで歩く技術や判断力などと，もう一つ，歩きつづけようとする**意志**がものをいう。

　看護実践は，どのような能力を必要とするかという点で，このスポーツと非常に似かよったところがある。

　まず，私たちはどのような対象に向かったときでも，これが看護だという方向を指し示してくれる磁石を必要としており，それが看護観の果たす役割である。いわば目的地を教えてくれるものであるが，どうしたら目的地へ行けるのかを教えてくれる地図がほしい。

これが方法論をもつことであるが，地図にもいろいろある。子どもたちに学校から自分の家までの地図を書かせると，大きく分けて三種類できる。一つは自分の家と学校は書けても途中があいまいでつながらない地図，一つは道を順に書いていっているが，まわりとの関係がはっきりしないため探すのに苦労する地図，あと一つが要所要所に店の名前とかポストとかの手がかりが書いてあって，地図を頼りにすいすいと訪問できるものである。つまり，私たちの方法論も，思考の道すじと手がかりをもつものとしてつくりあげておく必要があるということになる。道すじと手がかりはどのようにしてつくれるかと考えてみると，看護の目標に向かうには何をなすべきかが分かればよいのであるから，目標から論理的に導いてくることができる。健康状態を好転させるための援助をなし得るためには，①**健康の状態**が明らかになる必要があり，特殊な生活過程への援助をなし得るためには，②**生活過程の特殊性**を明らかにする必要があり，個別な認識への援助をなし得るためには，③**その人がどのような認識をもっているか**を知ろうととり組む必要があるということになる。

　磁石と地図を手に入れて歩き始めようとしても，地図を見てその意味が分からなくては前へ進むことはできないし，地図は現実のすべてを書いたものではないという限界を知らなければ，地図のとおりに歩いたけれど通行止めになっていたとか，めざす番地そのものずばりの記入がなかったので探すのに手間がかかったなどと憤慨することにもなる。これが看護師に必要な専門的な知識・技術や，判断力や，機転がきくかどうかなどに当たる。たとえば，無菌操作ができるのは看護師として当たり前だというような意味で，看護師に必要な能力の最低線は引けても上限はない。たえず科学性を追求し

第三章　科学的な実践へのとり組み　155

つづけ，知識や技術を豊かにしていくこと，および現実のあり方をよく見つめて諸条件を見抜き，予測する能力を高めることがポイントである。

　もう一つは**意志**の問題である。看護観と方法論と専門的な知識・技術や経験に支えられて，目標を設定したとき，その目標を達成するためにはどうしたらよいかを考えていくことができないと，実行はおぼつかない。目標を達成するためのいくつかの手段を具体化しておくことがポイントとなる。意志の具体化ができていれば実施しやすく，しかもそれは実施した看護の効果を評価しやすくしたことになるから，"よい看護をしよう" "よい看護をしたことになるのか"と自問する姿勢が身につき，看護する喜びを体験するチャンスがふえ，看護することが生きがいにつながることになると思う。こういう主体的なとり組みがなくては，一生の仕事として看護を考える意志は育たないであろう。

　たとえば，看護するとは，生活過程をととのえることであるととらえても，「**生活過程をととのえよう**」という思い方は非常に抽象的な目標であるから，これでは実践的ではない。生活過程を支える諸機能をみつめ，その本質を満たすために何が必要かというとり組みで自分の生活の仕方をふり返ると，どうとり組めばよいか，つまり何が妨げる因子であるかの予想をたてることができる。たとえば「**よい空気を吸う努力をしよう**」などである。もう一歩すすめて，"そのためにどうできるか"と考えれば，「**緑のある道をハミングして歩くことにしよう**」などと自分の生活の仕方を行為のレベルでとらえることができ，いっそう実行しやすくなる。

　以上三つの目標の特徴を比べてみると，抽象的な目標は**本質のレ**

ベルでとらえている目標であり,次の段階では,本質のレベルではよく見えなかった生活過程のあり方が,たとえば呼吸とか食とか思い浮かべることができるから,**表象のレベル**でとらえている目標である。つまりイメージを描きやすい形に具体化した段階である。最後は,これを読んだ人は誰でも同じ行動をとるであろうと思われるところまで具体化を進めた段階で,**現象のレベル**でとらえた目標である。この三つの段階は健康を害したくないという目標につながる

表2　看護計画の例

上　位　目　標 (本質のレベルの目標)	中　位　目　標 (表象のレベルの目標)	下　位　目　標 (現象のレベルの目標)
Ⅰ.体力を落とさない	よい空気を吸う	○朝出るとき深呼吸をする 　(家の前がバラ園) ○車が通ると息をとめる ○研究室に入ったらすぐ窓とドアを開ける ○人ごみは避ける ○帰路は細い道を歌いながら帰る ○ガスを使うときは換気扇を回す ○夜も窓を開けておく ○寝室のウインド・ファンは常時「排気」にセットする ○胸を広げる運動を時々する
	栄養を落とさない	
	休息をうまくとる	
Ⅱ.生きがいを失わない		
Ⅲ.できるだけ快適に暮らす		

一本の願いで貫かれていることが大切なポイントである（p.137，図14の認識の立体的構造を参照）。参考までに健康な人間への看護計画として私自身の例を表2にあげておく。

　東京女子医大は東京でも有数の大気汚染地区である柳町のとなり町にあるが，私の研究室の窓側にお寺の境内がある。私は浦和市に住んでいて，そこはまだ緑の多い地である。私には肺を病んだ前歴があるので，病気になりたくないというとり組みのなかで「呼吸」のととのえ方はウエイトの重いものである。

　こんな計画をみると神経質にみえるかもしれないが，本人としては無意識にしていることで，特に神経をとがらせているわけではない。でも閉めきった部屋で仕事をしたことがないとか，お湯をわかすときでも換気扇を回したりという行動だけみると，他人からは相当意識しているようにみえるであろう。人間が生きているということは酸素をたえず消費しているとか，ガスの燃焼は酸素を消費するだけでなく不完全燃焼をおこしやすいなどといった知識はもっていても，それをある目的・目標に結びつけ，意志をもって具体的に展開しなければ実践には進まないのである。この関係をしっかりとつかまないと，実践上使えない計画を立ててしまうことになりかねない。

　以上が，看護実践に対して私がいだいている全体像である。科学的な看護が実践できるかどうか，具体的な事例で展開してみたいと思う。

I　事例へのとり組み 1

　37歳の主婦が6月のある日曜日の昼食後，夫と中学2年生の長女と外出の支度をしていたところ，突然激しいけいれん発作をおこして倒れた。この主婦は，心臓弁膜症があり，かかりつけの医師から，こういうことがおこるかもしれないと言われていたので，夫はすぐ病院に電話をして救急車で入院させた（これまでは心臓弁膜症による日常生活上の支障は特になかった）。

　入院後，脳塞栓と脳出血を疑う治療がつづけられていたが，1週間目の本日は，脳塞栓症と診断が確定している。

　意識は不明瞭だが，ときどき他人を注視する動作やうなり声を発したりする。失禁がある。持続点滴静脈注射，経管栄養，カテーテルによる酸素吸入を施行中。ときどき口腔内に唾液が貯留することがある。右半身の強直性けいれんがときどきある。38.5℃前後の熱が持続している。枕を使用せず氷枕をあてている。家族が付き添っている。個室。

【1】　対象の生物体としての必要条件を把握する

　この患者がどのような健康状態にあるかということを科学的にとらえるためには，人間の一般的なあり方を基本線にしてみる必要がある。すなわち，この患者は37歳の主婦である，心臓弁膜症と脳塞栓症という健康障害をもっている，発作後1週間目である，というような大きな特徴をもっているが，これらが人間の一般的なあり方からみてどういう意味をもつのか，をつかまなければ健康の状態を客観的につかんだとはいえない。

　(1)　対象の障害された機能を把握する

　まず最初に健康障害の種類から大づかみにとらえてみよう。この事例は心臓弁膜症という既往をもっているので，循環機能に障害があり，その結果脳に障害をひきおこして重篤な状態になっている

第三章　科学的な実践へのとり組み　*159*

（統一体）

○野○雄氏
（予測していました）
（どんなにお金がかかっても…）

○野○美さん
（お母さんを見るのがこわい）
（クラブ活動が終わってから寄っ
　て見る。7時ごろまでいる）

○野○子氏
（きれい好き）
（食事と排泄に注意していた）
（早寝早起きをしていた）
（おばが面会に来たとき
　激しく反応し、うなり
　声をあげた）

娘(中二)
夫
不明瞭
脳塞栓症
心臓弁膜症
37歳主婦
病院関係者

（生物体）　　　　　　　　　　　　　　（生活体）

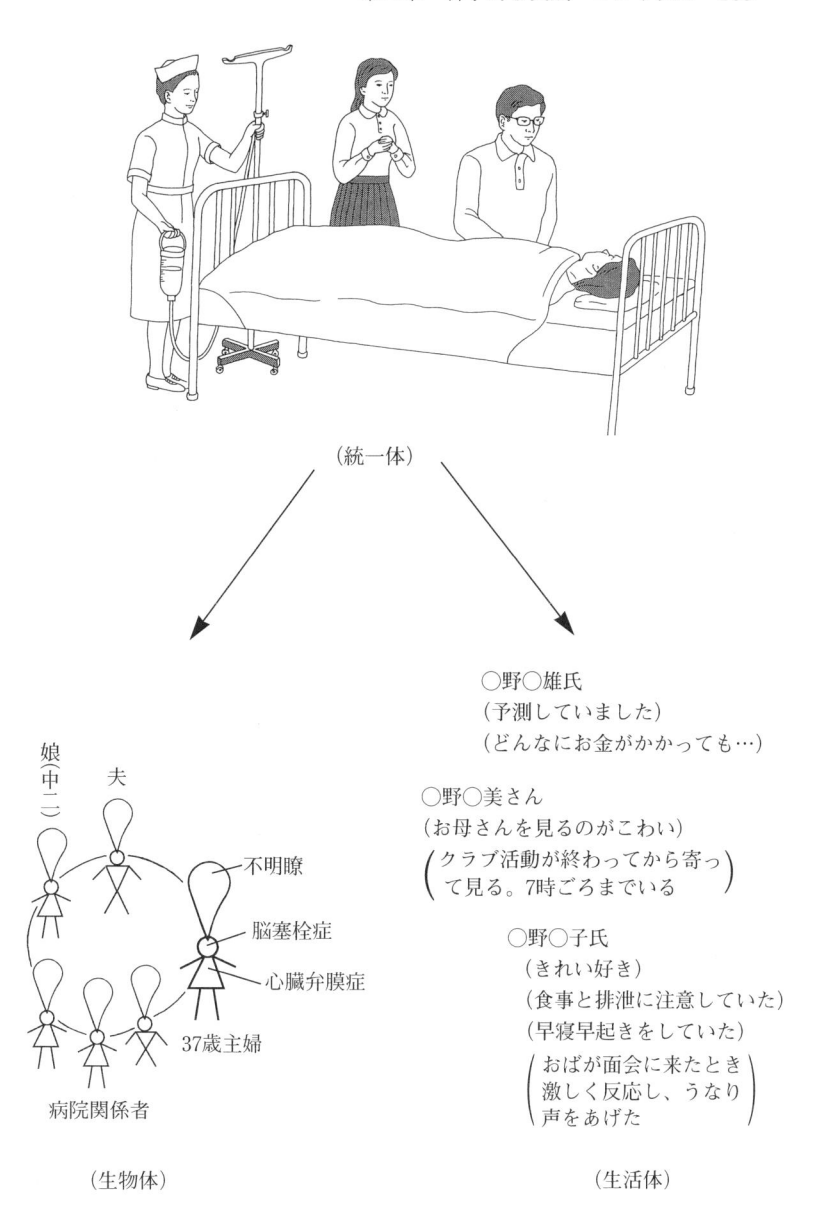

図15　生物体・生活体の統一体

（弁膜症があると，うっ血がおこり，凝血ができやすくなり，できた凝血が不幸にして脳に運ばれて血管につまったと考えられる）。こうしておこった障害がどのような意味をもつのかはっきりさせるには，脳細胞や脳のはたらきの特殊性を知っていなければならない。

　脳の存在が人間の生命・生活に重要であるだけに，脳への血液循環はいつでも体の他の部分に優先させて確保されるようになっているし，酸素の消費量も高い。ということは高等な機能を営んでいる脳細胞ほど酸素不足による障害は大きいということである。塞栓がおこると，その動脈から酸素や栄養素を得ていた脳細胞は数分で死滅してしまうから，瞬間的といえる反応がひきおこされるのである。これが発作ということである。しかし脳の血管は連絡が密になっているために，血液を補い合うはたらきがすぐおこるし，脳は分業体制をとっていながら全体として責任をもつはたらきがあり，代償作用がおこることも認められている。また死滅した神経細胞の再生は望めないが，神経線維の増殖が可能だということなどを知っていると，この事例に対する見方が違ってくる（病気の本質をおさえると，この患者のかかえている根本矛盾が明確となる）。

(2) 障害された機能が回復過程をたどるために必要な条件を把握する

　脳の障害により生命の維持・調節機能も精神活動も正常な営みができなくなっているこの事例は，他人の力によって生命を守り，回復を促進していく活動が継続されなければ死を待つばかりとなる。まさに"生命力を消耗させる"**直接的な力**を最小にするようにとり組むことを最優先させようとするのが私たちのとり組みであるが，

第三章　科学的な実践へのとり組み　161

これが磁石の指し示す方向だといえよう。そして，看護師としてその障害が回復するためにはどのような条件を満たすようにととのえればよいか，何が回復のきざしであり，何が悪化のきざしであるかを見抜くことができるかどうかがとり組みのレベルを左右するのである。事例を見たとき，すぐ何を調べなければならないかが分かり，専門書から必要な知識を組みたてながらひき出してこれるように学習しておけば，一生どんなところでどんな状況の変化に出会っても，自ら学びつつ仕事をしていけるであろう。これが看護師としての装備の一つである。"何をどのようにすればよいか"というとり組みは，地図にそって歩いてみることで次第にはっきりしてくる。

　(3)　その機能が障害されたことから生じる問題を把握する

　さて，この患者は生命の維持・調整機能，精神活動に障害をもち，これは循環機能の障害から生じた二次的障害であるとなると，このような障害をもつ対象が回復過程をたどるためには対象にかわって生命・生活の管理をする必要がある。また，再発を防ぐ対策も必要である。このような場合普通は緊急入院となるから，**個人の意思に関係なく事が運ばれる**という問題，および社会的個人であるこの患者の家族は**これまでの生活のリズムが一度にくるってしまう**という問題が生じる。いずれも患者の生命力をおびやかす原因となるものであるからよく観察をして調整する必要がある。このように考えると，この患者の生物体としての必要条件は次のようにまとめることができよう。

　①　酸素を確保し栄養を与えることによって生命力の維持・拡大のための必要量を満たそうと努めるとともに，酸素消費量を最小にして回復力を高める必要がある。

② 障害された部位に支配されている機能の代行と，刺激を与えることによって回復力を促進するとともに機能低下を最小にする必要がある。ただし急激な刺激は与えない。
③ 障害されていない機能の低下を防ぐために予防手段をとる必要がある。
④ 認識の障害領域や程度がはっきりしないが，観察やはたらきかけを通じて精神活動の回復をはかる必要がある。
⑤ 主婦の役割が果たせないこととあわせて，家族の心身の過労や経済的な負担増が対象の回復に反映してくるので，観察や対策が必要である。

【2】 対象の日常生活の規制を把握する

この事例がどのような日常生活を送らねばならないかということは，生物体としての必要条件からひき出されてくることであるから，生物体としての必要条件に対応させながら考えていくことができる（入院加療を要するということの内容の展開）。

　①より
　　・酸素吸入を受ける
　　・点滴静脈注射を受ける
　　・経管栄養を受ける
　　・運動制限を受ける
　　・与薬を受ける（脳動脈拡張剤・凝固阻止剤・たんぱく質代謝促進酵素）
　②より
　　・排泄の援助を受ける

・清潔行為を他人にまかせる

・良肢位の固定を受ける

・検査を受ける

③,④より

・体位変換や移動など,他人からのはたらきかけを受ける

⑤より

・この病院社会のなかで生活しなければならない

この事例に"何をしなければならないか"については,生物体としての必要条件と日常生活の規制を知ることによって決定することができる。しかし"どのようにすればよいか"を決定するためには,意識が不明瞭であるため,手がかりとなる事実および本人を観察した資料だけでなく夫や娘からも資料を集める必要がある。以下は集めた資料とそれに対する判断である。

【3】 対象の生活体としての反応を把握する

(1) 手が顔面のほうへ動くことがある → 酸素吸入,経管栄養の必要性を認識できていないと予想されるので保護する必要がある。

(2) 針を刺すとき左半身の筋の緊張がみられる → 痛覚反射がある。

(3) 流動食注入時に声をかけても反応はない。じっと見つめている。注入後1時間くらい眠る。注入物が冷たいとけいれんがおこるようにみえることがある。夫は,経管栄養法を知り,食事がとれてよかったという。食欲はふつうで好き嫌いはなかったという。少しやせたようだという。

(4) けいれん時以外はほとんど動きがない。夜間はよく眠る。以前も仰臥位でよく眠れるほうだったという。寝汗をかく傾向があったという。面会者が多い。

(5) おむつが汚れると動く気配を感じると夫がいう。日ごろ神経質できれい好きだったという。排泄の援助を始めると，夫も娘も室外にでる。看護師さんにきたないことをさせてすまないと夫がいう
→ この家族にとって清潔・排泄のウエイトは大きいのではないか？ケアに参加できるとよいが……。

(6) 良肢位の固定がずれていることがたびたびある → 良肢位固定の意味が家族に理解されていないのではないか？

(7) 反射を調べるときは反応はない。医師の顔を見ている。ルンバールのときうなり声をずっと出していた → 恐怖を感じているのかもしれない。

(8) 3人家族で夫も娘も不安をかくせない。助かるのか，障害者になってしまうのではないか，医師に詳しく聞きたいという。娘は家に帰るとよく泣いているという。母親を見るとこわいという。家事は日ごろから娘がよく手伝っていたので何とかなるという。職場を休んでいるがもう出なければならない，あとは姉が付き添う予定だという。

日ごろ早寝・早起きと便秘をしないように気をつけていたようだという。娘は学校から病院に来て夜7時ごろ家に帰る。どんなにお金がかかってもよいから最高の治療をしてほしいといっている。健保家族である。

【4】 以上から対象の生命力の消耗を最小にするために何が必要かを判断する

　この患者は生命・生活を他人に委ねている患者である。意識が不明瞭であるために，いわば生物体の必要条件を明らかにしただけでも看護は可能であるように思われる。つまり個別性を一応無視して一般的な看護で接していける患者であるともいえるが，意識の有無は外から確認できないためにいっそう細心の注意をはらってこの患者にマイナスになりそうなことを避けねばならない。悪化させない，人間らしい日常生活に近づける，意識に快の刺激を与えるという目標で一般的な看護を実施することになるが，夫や娘からこの患者の日常の様子を聞きながら工夫していくことが大切である。

　看護計画は直接この患者にかかわるすべての看護師が一貫した看護を提供するためのメモであるから，患者を受けもつ看護師のレベルによって表現のあり方を決定する必要がある。表3の看護計画は経験の少ない看護師や准看護師の多い実際の病棟で作成したものである。

　看護とは何か，について意見が違うことの多かったなかで，"せめてこれだけはしよう，そのねらいはこういう点にある"という確認の意味で計画を具体化したものである。

II　事例へのとり組み 2[註]

　看護師の能力は，日常見なれた人々とは異なっている特殊な対象や，いつもと違った状態に陥ったときにこそ濃厚に求められるという性質をもっているから，どのような対象に向かったときでも，健

註）この事例展開は岡部喜代子（当時東京女子医大看護短大講師）の実践例である。

表3 本日（入院後1週間目）の看護計画

上位目標	中位目標	下位目標
I.悪化させない	呼吸をととのえる	① 手がカテーテルに届かないようにする ② 顔面を横に向ける　唾液はガーゼで拭きとる ③ 胸郭を広げて他動的な深呼吸をさせる（1日3回） ④ カテーテル交換は8時間ごとに行う ⑤ 喘鳴の激しいときは吸引する
	栄養をととのえる	① 注入には10分ぐらいかける（1回量300ml以内） ② 栄養物は必ず体温程度にあたためる ③ 摂取量を算定する ④ 血液検査結果を確認する ⑤ 皮膚の乾燥状態を観察する
	炎症予防	① 2時間ごとに体位変換（部分的に）を行う ② 褥瘡好発部位の清拭，マッサージを毎日1回行う ③ 発汗後は衣類交換をする ④ ゴムシーツの使用は氷枕の下，殿部の下だけ ⑤ 患側の皮膚の観察をとくに入念にする ⑥ 面会人の感染症の有無をチェックする
	体位をととのえる	① 右半身は良肢位に固定，出入りのたびに確認する，家族にも教える ② 左半身の麻痺とけいれんの有無を確認する ③ 部分的な体位変換をひんぱんに行う
	変動の早期発見	① 悪化の徴候の有無をさがす（4検：処置時の反応の観察） ② 家族に呼吸の変化・チアノーゼ・けいれん・かわった行動を知らせてもらう ③ 気管内挿管の準備をし，救急用品を常置する ④ 医師に情報を入念に流す
II.できるだけ安楽に	排泄をととのえる	① 留置カテーテルの必要性について医師と相談し，準備する ② 排泄量の測定，摂取・排泄のバランスをみる

		③	導尿は8時間ごとに行う（事前に自然排泄への試みをする）
		④	2日に1回浣腸または摘便を行う（事前に自然排便への試みをする）
		⑤	腹部マッサージを1日1回行う
		⑥	腎機能検査の結果を確認する
	清潔を保つ	①	部分清拭にする
		②	頭髪は温湯で拭く程度に行う（支えを十分に）
		③	ベッドチェンジを1週1回行う
	体動を少なくする	①	移動は水平移動で（シーツ活用）
		②	始動をとくにゆるやかに　支えも十分に
		③	頭部の前屈・後屈を避ける
		④	氷枕の氷は小さくして少なめに入れる
		⑤	けいれんが持続するときは最小の抑制をする
		⑥	注射は左半身にする
		⑦	和式の寝衣を着せる
	物理的刺激を少なくする	①	直射日光は避ける
		②	室温20〜23℃，湿度50〜60％をチェックする
		③	器具の音をたてない
		④	ベッド柵には大まくら・バスタオルでカバーする
		⑤	花粉の多い花・かおりの強い花をもちこまない
		⑥	火気禁を家族・面会人に説明する
		⑦	患者のそばで大声やひそひそ声で話さない
Ⅲ. 意識に快の刺激を与える	興奮させない	①	患者に触れるときには声をかけてからにする
		②	処置は患者に説明をする（反応がなくても）
		③	家族には患者が認識できるかもしれないと話しておく
		④	家族の不安や言動が患者に影響することを話す
		⑤	医療者側もあわてたり怒ったりしない
		⑥	同一姿勢を長時間つづけない
		⑦	プライバシーを守る
	家族の不安の軽減	①	医師に夫との話し合いを頼む
		②	夫と娘にケアの方法を教える
		③	家族に休息をとらせる
		④	看護師が相談にのる意思を伝える
		⑤	娘との話し合いをもつ

康のよりよい状態をめざして長期的なとり組みの姿勢をもつことが私たちに要求されるのである。そこでこの事例では，その場その場の対症看護に追われる看護師にならないために，患者を受けもった時点から看護の過程がどのように進行するかを，詳しく展開してみる。

【1】 受けもった患者の生物体としての条件，現時点の日常生活の規制，現時点の日常生活の送り方について大づかみなイメージをもつために，記録，看護師，医師から，**必要な情報を収集する**。

　　Aさん　66歳　女性
　　診断名：右大腿骨頸部骨折　右腓骨神経麻痺　高血圧症
　　4ヵ月前にマーケットで転倒し起立不能となり車で帰宅。翌日も起立できないので当院受診，入院となる。すぐに綱線牽引，10日目に観血的整復固定術（プレート固定）をしたが治癒の状態悪く，40日目に再手術（プレート除去，人工骨頭置換術）。手術後16日目からPTによるベッド上での上肢強化訓練開始。その後起坐訓練，訓練室でのマット運動とつづき，3日前から起立訓練中（平行棒内での）。
　　6年前に脳卒中，右不完全麻痺があったが，日常生活行動に支障がないまでに回復していた。急いで話をすると軽くどもるような言語障害がみられるが，話の内容は十分理解できる。
　　呼吸：肺活量　2,800cc（入院時）
　　　　　手術中全身麻酔による呼吸異常は見られなかった。
　　循環：最近の血圧　早朝就寝前ともに160/100〜176/100mmHg，ときどき180/100前後になるときもある。運動直後の血圧180/100前後，眩暈なし。
　　　　　脈拍　70〜84（整）
　　　　　最近の血液検査
　　　　　　　ヘモグロビン　　　　　12.5g/dl
　　　　　　　ヘマトクリット　　　　38％

赤血球	$374×10^4$
白血球	$5,600/mm^3$
総コレステロール	168mg/dl
尿素窒素	40mg/dl

体温：ここ2ヵ月間，37℃以上になったことがない。

食　：普通食（主食1/2，副食ほとんど全量摂取），ベッドに腰かけてサイドテーブルの上で食べている。身長160cm，体重37kg（最近）。

排泄：尿4～5回/日，便1回/日（規則的），普通便，ベッド上でしている。

清潔：清拭（2回/週）看護師が全面的に拭いている。洗髪（1回/週）。

衣　：病棟内ではタオル寝巻，またはゆかた着用，訓練時は寝巻の上にズボン，運動靴着用，自力で着脱できる。

運動：病室内ではほとんどベッド上で生活している。支えなしの起立禁，右下肢の内転内旋禁。車椅子とベッド間の移動は自力でできる。訓練室へは車椅子で行く。平地は自力で運転。訓練室へ行くことは休んだことがない。喜んで行っているようにみえる（看護師からみて）。仰臥位時，右足関節の足底板による固定。

　1週間前の関節可動域テスト
　　右膝関節屈曲90°（他動）
　　股関節屈曲110°（他動）
　20日前の筋力テスト
　　両上肢，左下肢，股関節屈曲筋　　4
　　患肢の股関節屈曲筋　　　　　　－3
　　右足関節　外反筋0　内反筋2　底屈筋2　背屈筋0

休息：夜間の巡視時にはよく眠っている。訓練が開始されてよく眠れると言っている。ほとんど毎日昼寝（約1時間，訓練後）をする。

環境：整形外科病棟，8人部屋。
　同室の患者構成　20歳代2名，30歳代1名，40歳代3名，50歳代1名。術直後の人はいない。訓練室に行っている人3名。
　室温21℃前後，湿度50％前後，廊下は寒い。
　同居家族　夫70歳，健康，会社に勤めている（隔日）。長女（1人娘），その夫，孫6歳，3歳，健康。
　住所　千葉県千葉市
　保険　健康保険家族（夫の）

170　第二部　実践編

医師の方針：
  1.　1本杖歩行ができるようになれば退院可（生涯杖が必要と思われる）。
  2.　心臓障害はないが脳卒中の既往があるので血圧の安定をはかること。
与薬（内服）：
  レセルピン　　　　1mg ┐
  フェノバール　　　0.08g │　1日分3回（食後）
  アプレゾリン　　　200mg │
  塩酸パパベリン　　0.12g ┘
医療チームメンバーにST, OTがいない。PT，医師，看護婦，MSWによる定期的なチーム・カンファレンスはしていない。

【2】　Aさんが回復していくためにどのような条件が必要か，大づかみに整理する。（**生物体としての必要条件**）

(1)　老人である，右大腿骨頸部骨折で手術後運動機能の退化がある，一方訓練中であるなどの情報から，

　①　回復するために右下肢の**運動**が必要
　②　悪化を防止するために右下肢のある程度の**運動制限**が必要
　③　①と②のバランスをとりながら①の拡大をはかる

(2)　長期の右下肢運動制限があった，手術創がある，腓骨神経麻痺があるなどの情報から，右下肢の血行が悪くなっていると考える。一方，右下肢の運動の増加により栄養物，酸素の必要量が増大するとともに老廃物質の産出も増えるので，**右下肢の血行をよくする必要**がある。

(3)　右腓骨神経麻痺があることから，神経線維の再生を少しでも促すために**末梢からの刺激**をする必要がある。

(4)　37kgの体重，血液検査からやや貧血がある，運動の増加による必要栄養量の増大，高血圧症，脳卒中の既往があるなどの情報

から，血液内容物をよくするために**必要栄養物を十分摂り入れ，有害物の摂取を制限**する必要がある。

(5) 運動の増加，高血圧症がある，尿素窒素がやや高い，降圧剤の投与などの情報から，**体外への老廃物の排出**を十分にする必要がある。

(6) 脳卒中の後遺症として軽い言語障害があるという情報から，言語訓練が必要である。

(7) 高血圧症がある，運動量が増加するなどの情報から，急激に**酸素の消費量を増加させない。末梢血管の抵抗を増大させない。**

(8) 老人である，長期臥床していた，脳卒中の既往がある，右下肢の運動機能の低下を他の運動機能でカバーしなければならないなどの情報から，右下肢以外の**運動機能の回復強化**が必要。

(9) 言語障害がある，完全な回復が望めない，大部屋である，訓練などの治療を受ける，家族から長期間離れている，家族のなかでの役割に制限がある，退院が近いなどの情報から，心理的な乱れがあると予想されるので**心理的な調整**が必要。

(10) 家族は，完全に回復しないまま退院するAさんを受け入れなければならないという情報から，家族内の均衡がやぶれる可能性があるので**家族の調整**が必要。

【3】 Aさんの**日常生活の規制**を把握する。

(1) 現時点の日常生活の規制，およびそれに対する私の受けとめ方について次のように整理する。

172　第二部　実践編

現在のAさんの日常生活の規制	私　の　認　識
① 支えなしの起立禁	転倒の予防
② 右股関節の内転内旋禁	股関節脱臼の予防
③ 訓練室での起立訓練	杖歩行の準備
④ 病棟内での日常生活行動の拡大	訓練を病室内で応用させADLの自立
⑤ 仰臥位時足底板での右足関節の固定	尖足の矯正
⑥ 血圧測定，血液検査，T・P測定	異常の発見，回復程度の観察
⑦ 与薬（内服薬）	血圧の調整
⑧ この病院社会のなかで生活しなければならない	健康を回復するための場としてプラスになるように活用していく

　(2)　現時点の日常生活の規制についての私の疑問について，看護師，医師の意図を確認する。

私　の　疑　問	他の医療者の意図
① なぜ言語訓練をプランしないのか	コミュニケーションに支障がないからやせている，運動訓練をしているため脂肪，塩分制限はしない，貧血に対しては補食の指導をしている
② 高血圧症，貧血に対する食事療法をなぜプランしないのか	

【4】　Aさんの**生活体の反応**を把握する。

　私は，この患者の生活体の反応をとらえるときに次の発想で接する。

　看護師としてよい出会いをもちたい，つまり患者に会った瞬間から援助行動を開始したい，より効果的な接近ができるようにと考え，大まかな情報しかもたない私にできる援助行動を選択する。Aさんの場合は，運動訓練室での訓練の比重が大きい，行く準備や車椅子の運転はほとんど自力でできるが介助が必要である，看護師からみて訓練室に行くことを喜んでいるようにみえる，往復の途上で2人になれる可能性があるなどの情報から，「訓練室へ車椅子の運転介

助をして同行する」ことを選択した。

　以上の行動をとおして得たAさんの生活体の反応を，日常生活の規制にてらしながら整理してみた。

日常生活の規制	生活体の反応
① 支えなしの起立禁	「自分でもこわいしPTから禁じられているので絶対にしないことにしている」という。接した間は，守っている。
② 股関節の内転内旋禁	「睡眠中は分からないが自分で意識して注意している」という。接した間は，守っている。
③ 訓練室での起立訓練	訓練室へ行く時間であると伝えると，うながされなくても自分から準備を始める。 訓練内容は平行棒内を両足を使って5往復，椅子にかけて約5分間休息，を3回くり返している。脈拍に異常はない。やや呼吸の促進がみられるが「5分くらいの休息で回復する」という。自分から進んでやっているようにみえる。足元をみようとする。「医師から杖が必要だといわれたが，この調子で進歩して装具をつければ独歩できそうだ」という。「早く歩けるようになって，便所に自分で行けるようになりたい」という。「訓練室に来るのは，PTがやさしいし色々な人と話ができるので楽しい」という。会う人たちと談笑している。他の人の訓練を興味深そうに見ている。 PTの意見：訓練には積極的。新しい訓練内容には不安を示すが，すぐ適応できる。強い言い方はマイナスになるようだ。高血圧があるので運動量をセーブしている。患者は回復結果に期待をもちすぎているようだ。上肢と左下肢の力は徐々に出てきたが，右足関節の筋力の回復は望めないので，短下肢装具でカバーするしかない。平行棒内歩行を十分にして歩行器（フォア・レッグ・ケイン）で訓練し，1本杖歩行に進む。松葉杖歩行は危険なのでしない。
④ 病棟内でできることはさせる	「病室内でのつたい歩きはこわいのでしない」「訓練室で訓練しているからよいと思う」「看護師さんたちは親切でよく清拭，洗髪をしてくれる」「早く入浴したい」「夜間の排尿はガタガタして皆に迷惑をかけるので夕食後の飲水をひかえている」という。 訓練後の発汗があるにもかかわらず着替えない。「3日に1回寝巻を交換している」という。 動作中の右手指の動きにややぎこちなさはあるが，目立たない。

⑤ 足底板による固定	「朝めざめたときにみてもずれていない」「最近は気にならず熟睡できる」「足が大分元の形になってきた」という。臥位,立位時には尖足になるが,足関節関節可動域は短下肢装具装着に支障がない。
⑥ 検査,測定	訓練前の血圧172/100mmHg,後の血圧178/102mmHg。血圧の結果を質問する。
⑦ 与薬	「あの薬のおかげで血圧が落ち着いて嬉しい」「気もしっかりしたし訓練もできるし,よく効く」「退院後も服用したい」「何を忘れても服用だけは忘れない」という。
⑧ この病院社会のなかで生活しなければならない	健康保険家族(夫の) 高価な持ち物や衣服をつけてはいないが,清潔な身なりをしている。訓練に行くときも帰ったときも同室者にニコニコとあいさつしている。同室者も声をかけて答えている。室内がくつろいだ雰囲気である。 自分が話をしたあと「分かるか」と質問する。「よく分かる」と答えると「孫が,おばあさんの話が分からない,というときがあった」「孫に会いたい」「高血圧症には塩が悪いと同室者から聞いたので,朝のみそ汁に湯を入れて全部飲んでいる」「梅干を食べないことにしている」「好き嫌いがないので何でも食べる」という。

【5】 現時点で把握したAさんの生物体としての条件,日常生活の規制,生活体の反応から看護の必要性を認識し,具体的行動まで計画化する。

(1) 上位目標の優先度の決定

Aさんは,骨折の回復期であり退院も近い,運動機能回復への過度の期待感がありそうだ,病室内で生活行動はもう少し広げられそうだ,などの判断から,自分の健康の自己管理ができるように,①認識への援助(**自立をめざす**)を最優先することによってこの人の回復過程が促進できると予想し,第一に置いた。

強化される訓練内容,日常生活行動の拡大,高血圧症,脳卒中の既往があるなどから,健康状態が悪化する危険性をはらんでいると

判断し，②悪化させない，健康のレベルの向上を第二に置いた。

　第三に，入院生活を送っている，入浴したい，便所，洗面に自力で行きたいといっている，などから，③現在の日常生活を安楽にするを置いた。

(2)　各上位目標を達成するための直接的手段とその具体的な行動を計画する（表4参照）。

表4　看護計画の例

上位目標 (優先順位をきめる)	中位目標	下位目標 (具体的な行動まで表記する)
Ⅰ．自立をめざす	病棟内での日常生活行動の拡大	①　右手指の巧緻性を高める，日常生活内での動作（ベッド上の整理，清拭，更衣）の必要性の説明 ②　①を一緒に行ってみる ③　食事行動，爪切り，ボタンかけなどから右手指の巧緻性を観察する ④　手を使う趣味をもっているか確かめる ⑤　便所での排泄行動の指導 ⑥　1日1回は便所で排泄することを勧めてみる ⑦　車椅子を使っての洗面所での洗面指導 ⑧　ゆっくりと動くことの必要性を説明する ⑨　不安な行動はしないように説明する ⑩　屋外へ車椅子での散歩 ⑪　室外に出るときの保温の必要性の説明をする ⑫　まもなく入浴指導をすることを伝える
	日常生活内での言語訓練	①　医師，看護師，PTが落ち着いた態度で接することを申し合わせる ②　ゆっくりと明確に話すことが回復につながることを説明する ③　言葉がよく理解できたと励ます

	退院にそなえての家庭環境の調整	① 家族の面会状況，患者への家族の反応を看護師より聞く ② 医師，看護師から家族へ回復状況，回復の限界，危険性，退院が近いことについて説明したか確認する ③ 患者の家族への反応を把握する ④ 家屋の構造を聞く ⑤ 家族に患者の受け入れについて一緒に考えていきたいと伝える
	家庭内での生活の仕方についての指導	① 退院後の生活の仕方を一緒に考えたいと伝える ② 退院後どんな生活をしたいか聞く ③ PTがどの程度指導しているか聞く ④ 杖を使わなければ転倒の危険があることを伝える ⑤ 行動しやすい衣服，履物にするように説明する ⑥ 血圧を上げる生活内の因子（急激に動く，興奮する，あわてる，寒さ，熱い風呂，感冒にかかる）とその予防法を説明する
	食事指導	① みそ汁をうすめて全部のんでも塩分制限にならないことを説明する ② 夜間の水分制限は疲労を残し血圧を上げることを説明する ③ 家族の食事内容，調理する人について聞く ④ 間食について聞く ⑤ 医師，看護師間で食事療法（高血圧，貧血）について再検討する
II.悪化させない	過労を避ける	① 急激に行動量を増やさない ② 昼寝は回復によいと行動を支持する ③ 起床時の疲労感の有無，食事量，T. P. R.，血圧の変動，病棟内での行動量をPTに伝える（毎日） ④ 訓練室での訓練内容，運動量，意欲についてPTより聞く（毎日）

	異常徴候の早期発見	① PT，医師，看護師間の連絡を密にする ② 血圧測定（朝，夕，訓練前後），T.P.R.測定（定期），脈拍測定（訓練前，中，後） ③ 降圧剤の副作用（血圧の急激な下降，精神抑うつ，思考力減退，食欲不振，下痢，便秘，尿量減少，浮腫）のチェック ④ 過労の徴候（食欲，疲労感，浮腫，尿，訓練への意欲減退）の観察
	感染予防	① 訓練後，寝巻の交換 ② 訓練後，乾いたタオルによる清拭 ③ 室外へ出るときの保温 ④ 風邪をひいている人の面会禁
Ⅲ. 日常生活の安楽	清潔の保持	① ベッド整理 ② 椅子にかけてシャワーをあびる（末梢から湯をかける，シャワー室を暖かくする，熱い湯を使わない） ③ 足浴を毎日する
	患者が自分の要求を率直に表現できる関係をつくる	① 医療関係者間でやわらかい雰囲気で接することを確認し合う ② 常に励ます ③ 正しい行動を常に支持する

　実施に当たっては，計画の変更の必要性の有無を判断しながら援助する。具体的にはAさんの反応から看護の必要性を満たしているか否か再検討し（評価），次の計画にいかす。以下に一例を示す。
■ 中位目標「退院にそなえての家族環境の調整」について得られた新しい情報：

　家族の面会，週1回夫が洗濯物の交換に来る。娘は手術時に来ただけ。孫の面会なし。入院費はきちんと支払われている（以上看護師より）。
　家族から最近の患者の状態について質問ない。手術後に回復の限界，危険性について話してある（医師より）。
　退院が近いことを先日話した（看護師より）。

夫は静かな人のようだ（看護師より）。
そろそろ家庭内のADLの指導をするつもりだ（PTより）。
　家族に対する患者の反応――私が卒中で倒れ，また骨折して娘には迷惑ばかりかけてきた。一人娘なのでわがままだが老夫婦にはよくしてくれる。娘は孫の世話で忙しく面会に来られない。入院までは洗濯，掃除，食事などは娘たちと別にしていたが，もうできなくなるのではないか。夫は元役人でまじめな人だ。よく働いてくれる。娘婿は建設会社（建築技師）に勤めている。
　家屋の構造（患者より）――洋式便所，食事はテーブル式である。和式のふとん，2階建で1階に老夫婦が住んでいる。台所，自動点火のガスレンジ，ガス湯わかし器あり，浴室はタイルばりで浴槽が深い。玄関のふみ台が30cmくらい。家の周囲の環境は住宅地で車の往来が少ない。近所に食料品店あり。

■ 新しい下位目標行動：
(1) 面会に来た夫と以下の内容で話し合う
　① 家族に患者の受け入れについて一緒に考えたいことを申し入れる
　② 患者の退院によって困ったことはないか聞く
　③ 病院で日常生活行動の自立訓練を始めていることを伝える
　④ 家族は患者にどのような役割期待をもっているか聞く
　⑤ 家族の協力によっては，生活行動の自立ができることを伝える
　⑥ 家屋構造は患者にとって最適な条件を持っていることを伝える
　⑦ 浴室の改良方法を指導する
　⑧ 血圧を上げる生活上の因子について指導する
　⑨ 転倒の予防について説明する

⑩　娘，孫に面会に来るよう勧めてもらう
　⑪　医師との話し合いを勧める
　⑫　退院後，近医での定期受診を勧める
(2)　娘，孫，婿に対して，患者から近況を報告してみるよう勧める（電話，手紙）。

　看護計画の表現の仕方は看護師の個別性とかチームメンバーの特徴によって，中位目標がもっと具体的であるとか，下位目標がもっと大まかでよいとか違ってくるであろう。何といっても書いた計画は看護師が考えている計画のメモなのであるから，看護師として基本線が一致していれば，上位目標を書かなくても中位目標だけで対象に合った看護を展開していくことができるであろうし，逆に新卒者の多い職場ではできるだけ具体的に書いておかなければならない。

Ⅲ　事例へのとり組み3

　人間の発想の仕方にはそれぞれ特徴があるものである。私自身は何に対しても"～とは"と原理的に考えなければ気のすまない傾向をもっている。しかし，これまでの経験からいえば，職業人として実践している人たちには具体からのぼるほうが楽な人たちが多いようである。

　そこで，患者をみると反射的にいろいろと感じとり，すぐ手をさしのべる傾向のある進学コースの学生たちと歩んだ記録を，実践家には参考になるかもしれないと思うので紹介しておく。この授業は永田敦子（当時の東京女子医大附属高等看護学校教務主任）がチーフと

なって看護学総論の全メンバー(薄井坦子,永田敦子,山内康代,有田幸美,忠政敏子)で行った。

　21歳の男性　脊髄損傷　住所:横浜市　職業:会社員
　入院までの経過:1972年7月に乗用車を運転中,ガードレールに衝突して全身に受傷した。胸部の外傷がひどく,その日のうちに左肺葉切除術を受けた。さらにその後脊髄に血腫があるといわれ,受傷から1カ月後の8月に血腫除去のため脊髄の手術を受けた。手術後第4胸髄以下の麻痺がおこった。褥瘡の治療と回復訓練のため当院に12月に転院してきた。

【1】　資料の整理

(1)　看護記録より得られた資料(1973年3月10日現在)
　呼　吸:少々の運動で息ぎれがする
　循　環:血圧118〜70mmHg　脈拍86/分
　　　　　仙骨部,両下肢踵部に褥瘡があり,仙骨部の褥瘡は直径12〜13cm,下半身に発汗多量
　体　温:36〜36.8℃のことが多い
　栄　養:食事は摂取にむらがあり,3日に1度は外食に出かける。下肢の筋肉がやせている
　体　格:身長163cm　体重56kg
　排　泄:(尿)ビニールの採尿袋を装着している。1日の尿回数不明　尿量1,000〜1,500ml。(便) 1〜2日に1度。
　清　潔:全身清拭,洗面は床上で介助されている
　衣　服:パジャマを愛用しているが,たびたびの交換が必要。またパジャマのズボンをはいていないことがたびたびある
　環　境:8人部屋の出入口より2番目のベッド
　睡　眠:寝つきが悪く就寝時間は不定,朝は9時頃まで頭から毛布をかぶっていて起きない
　運　動:ロープを使って車椅子には移動できる,車椅子の操作もできる　両下肢の自動運動不能,知覚の消失もある,上半身の移動は大体自分でできるが左上肢に可動制限がある
　その他:たばこを1日に30〜40本吸う

治　療：褥瘡部の包帯交換が1日1回，毎日午前中リハビリテーション・ルームに行って上肢の訓練を受けている

(2)　病室看護師から得られた資料
　横浜市内に住んでいる姉が週1回，若い女性の友人が週1〜2回面会に訪れる。本人は楽しみにしている。しかし男性の面会人には，「こんなザマじゃあ」といって避けていることがあり，「知られたくない」ともいう。自分の病気については「結婚は大丈夫か」「子どもは生まれるか」とたずねたり，週刊誌の同じような病人の記事に関心を示したりする。
　「人間の屑が集まるところだ」「PTがこわい」「同じような人がいて嫌になる」と訓練に行くことを嫌がる。同室の患者と大声で言い争うことがある。

(3)　追加資料（1973. 3. 25）
　排尿時，ときどき尿意を自覚する。下腹部の圧迫により，尿が勢いよく流出することもある。大腿内側，褥瘡部にしびれる感じを自覚する。

【2】　資料に対する感じ方を明らかにする

　私たちは日常の看護のなかで患者と接しながら（たとえば検温のとき，朝のベッドメーキングのとき，配膳のとき），何度となく，"おや？"と思い"どうしたのか"と気になったりする。この事例をみてもいくつかそんなことがあるであろう。どんなことに気がつき，そのときどう思うかによって，その後どう行動するかが違ってくるのである。この事例でもまず第一歩は，こうして私たちの眼にとまった資料から客観的な事実を読みとるとり組みから始めてみた。
　ある事実をみて"おや？"と思うには，それなりの根拠があるはずである。しかもそれぞれの人の健康に対する認識によって"おや？"の思い方，気になり方が違ってくる。そこで，この学習ではどうして気になったのかを，バズ討議をくり返しながら洗い出していった（表5）。

表5　資料に対する感じ方

"おや？"と思った事実	どうして気になったのか
少々の運動で息ぎれがする	・左肺葉切除を受けているからか ・酸素の摂取が不十分ではないか ・8人部屋なので換気が不十分なのではないか ・肺活量がどの位あるのか ・車椅子の操作のとき，どうか ・どんな運動をどの位したときに息ぎれするのか ・リハビリテーション・ルームから帰ってきたときはどうか ・訓練のせいか ・長期臥床のためか ・食事の摂取にむらがあるからか ・貧血があるからか ・医師は知っているか ・本人はどのように考えているのか ・たばこを1日30～40本を吸うからか
仙骨部，両下肢（踵部）に褥瘡がある	・両下肢の運動不能とあるが，体位交換はどうしているのか ・下半身の発汗のため，創部は湿潤しているのではないか ・清拭はどうしているか，自分でできるのか ・下半身発汗多量なのに悪化しないであろうか ・細菌感染がこわい ・排泄時はどうしているのか（排泄による汚染はないのか，排泄後はどうしているのか） ・栄養のバランスはとれているのか，体液のバランスはどうか ・体位交換はどうしているか ・包帯交換は1日1回でよいのか，どんな処置をしているか ・褥瘡が気になって寝つきが悪くなっていないか ・痛みはないか
下半身に発汗多量	・清拭は毎日行っているのだろうか ・パジャマは何回とりかえているのか（1日に） ・皮膚が不潔になりやすいだろう ・下肢冷感になりやすい ・"麻痺"からきている発汗なのか ・褥瘡の治り方に影響しているのではないか ・安静時と運動時で違うのか

	・下着には吸湿性のあるものを使っているか ・水分はどの位とっているか ・なぜ下半身だけなのか ・厚着していないか
食事の摂取にむらがある	・栄養のバランスがとれにくくなるのではないか ・たばこの量が多すぎないか
3日に1度は外食する	・褥瘡の治癒を遅らせているのではないか ・外食に出かけるときその安全は大丈夫か ・病院食に不足,不満があるのではないか ・偏食はないか ・他に理由があって,外食に出かけるのか ・間食はどうか ・食事の内容と摂取量が知りたい
下半身の筋肉がやせている	・"麻痺"からきているのか
排尿の1日の回数は不明（1日の尿量が1,000～1,500ml）	・1日の水分摂取量はどの位か ・どの程度,排尿のことが自分でできるのか ・オムツをあてたり採尿バックをつけたりしているのか
洗面はベッド上で介助されて	・車椅子の移動が可能なのに,なぜ洗面所に行かないのか
パジャマのズボンをつけていないことがたびたびある	・下半身の保護が必要なのに ・12月だというのに寒くないのか ・たびたびの取りかえが面倒なのか ・たびたびの取りかえで予備が不足しているのではないか
就寝時間が不定（寝つきが悪い）	・訓練で疲れるはずなのになぜか ・午後から夕食にかけての時間の過ごし方はどうしているのか ・褥瘡が気になって眠れないのではないか ・心配なこと,気がかりなことがあるのか
頭から毛布をかぶっていることが多い	・人目を避けているのか ・習慣なのかどうか ・訓練に行くのが嫌だからか
両下肢の運動不能,知覚の消失	・日常生活動作で,できること,できないことは何か

左上肢の可動制限	・左肺葉切除術からきているのかどうか ・左上肢の可動範囲はどの位か
たばこを1日に30～40本吸う	・食事の摂取，食欲に悪い影響はないか ・肺機能が低下しているのに ・どんなときに吸うか
訓練に行くことを嫌がる	・訓練に行くのを嫌がっても，訓練中は積極的に参加しているのか ・これからの訓練のプログラムを知りたい ・訓練中，PTや他の患者にどんな接し方をしているのか
姉や女性友だちの面会を喜び男性の面会を嫌がる	・医師，看護師への接し方，同室の患者との接し方はどうなのか ・姉と女性友だちはお互いに知り合っているだろうか（面識があるのだろうか）
自分の結婚と，子供ができるかどうかたずねたことがある	・自分のことには関心をもっているらしい ・もし女友だちが結婚の対象であるならば実現させたい ・彼が誤った知識をもったり判断したりすることを防がなくては

【3】 感じ方の分析から看護への目標

　バズ討議にあたっては，対象の全体像から離れてしまわないことを注意しながら進めた。したがって一つひとつの事実について根拠が洗い出し得ていない部分もあるが，十分広がった部分もある。＜少々の運動で息ぎれがする＞を例にとってみると，呼吸現象にとどまらず，環境，栄養運動，循環，治療，そして本人の認識にも眼が向いている。しかも気になるなり方，事実の見つめ方にも違いがあることが分かる。＜下半身に発汗多量＞の例で気になるなり方の根拠を分析してみよう。

① 皮膚が不潔になりやすいだろう，下着に吸湿性のあるものを使っているだろうか → 看護師として何かしなければ。

第三章　科学的な実践へのとり組み　185

② 褥瘡の治癒を遅らせるのでは → 他の事実とつなげて考えている。
③ 安静時かそれとも運動後か，清拭は何回しているのか → もう少し手がかりがほしい。

　発汗という一つの現象に眼をとめたといってもいろいろなレベルのあることが分かる。①では，発汗現象の解決に眼を向けたケアに進みたい意図がみられる。②では，発汗現象を他の事実（褥瘡）とつなげて考えている。③では，もう少し情報がありそうだ，何かありそうだとみている。
　つまりここまでの学習をまとめてみると，

　　事実に目をとめる→その根拠をさぐる ⟨ ケアが必要 ↘ 何か看護
　　　　　　　　　　　　　　　　　　　　確認が必要 ↗ したい

となって＜何か看護したい＞という看護師の意志につながってくる。そこで看護計画のほうも＜何か看護したい＞を行為のレベルで書きあげてみた。つまり，下位目標から展開することになる。それぞれの看護行為にはもちろん＜何のために＞という視点があるわけで，それをはっきりさせるために一段のぼって（抽象化して）出してみた。つまり下位目標から中位目標へとのぼることになる（表６）。
　この学習をしてみると，自分の看護行為の意味がはっきりしてくると思うが，この段階でとどまらず，中位目標が相互に関連していることを読みとりながら，それら中位目標は＜何のために＞行うのかをもう一段のぼらせることによって，看護の姿勢をさらに明らかにすることができる（上位目標）。この事例では，自分の身のまわりのことが自力でできるように訓練しながら，社会的な適応をめざ

表6 下位目標から中位目標へ

何か看護したい（下位目標）	何のために（中位目標）
・運動の種類との関連をみる ・運動の量と質との関連をみる ・臥位のまま深呼吸をくり返す	残された呼吸機能の拡大をはかる
・毎日の包交時には無菌操作を守る ・食事の内容を補う必要があるかをみる ・体位や体位交換に工夫をしてみる ・排泄による汚染はないかをみる	褥瘡の二次感染を防ぎ，循環を妨げない
・汗用のタオルをまいて汗の吸収をはかる ・吸湿のよい寝巻を使っているかをみる ・水分の補給を工夫する ・自分で，どの程度汗を拭きとれるかをみる	異常な発汗による不快を少なくする
・洗面のとき，なぜ介助が必要なのかをみる ・清拭は自分でどの位できるのか	自分で清潔が保てるように
・ときどき，パジャマのズボンを脱いだままでいるのはなぜかを探ってみる ・動きやすく楽に着脱できる衣類が必要なのではないか	自分で衣服が整えられるように
・どの程度の便意を伴う排便なのかをみる ・排便時，腹圧がかけられるかをみておく ・排便後の始末はどの程度，自分でできるのかをみておく ・どんな尿意の徴候があるのかを確かめる ・1日の水分の摂取量をチェックする ・1回の尿量はどの位か，確かめる ・採尿用ビニール袋を清潔に保つ	尿路感染を防ぎ，排泄を自立に近づける
・食事の内容をチェックする ・食事の好みについて知っておく ・水分の摂取に不足はないかをみておく	むらなく食事の摂取ができるように
・睡眠のふだんの習慣を確かめる ・睡眠はとれているのか，足りているのか ・寝つきの悪い原因を知っておく	十分な睡眠により，疲労の回復を早めたい

・左上肢の運動制限の原因を確かめる ・左上肢の運動範囲拡大のために必要な工夫はないかをみる ・洗面はなるべく自分でして運動範囲の拡大に役立てる ・自分で，できること，できないことの確認をする	残された運動能力を高める
・訓練室での彼の行動，反応を知りたい ・プログラムについてPTから情報を得る	訓練の効果を高める
・姉の弟への気持，女友だちの彼への気持をきいてみる ・医師がこの患者をどうみているか，医師に確かめる	本人の認識に迫りたい

し，褥瘡，尿路の感染を防がねばならない。しかしなによりも本人の意欲を高める方向にもっていきたい，となる。

　目標の優先度は，受傷後数カ月を経ていること，回復訓練に差し支えるような事実はない，本人の積極的なとり組みがなければ回復過程が促進されることはむずかしいのではないかと考えて，＜回復意欲を失わないように＞を第一に立てた。また意欲は努力の結果が眼にみえてくると高まるので，これだけの障害をもって生活している現時点から，＜安楽をはかること＞を第二に立て，湿潤し，分泌物もある褥瘡，失禁がつづいている排尿状態からの二次感染を恐れて，＜悪化を防ぐ＞とつづけて立てたが，二番目と三番目はそれぞれ優劣をつけがたい一面があるので，対象を見つめながら，優先度を決定していくことが大切である。いずれにせよ，この三つの目標はどのような対象のどのような場合にも満たそうととり組まねばならないのであるから，優先順位にこだわりすぎないほうがよいであろう。

【4】 よりよい看護へのとり組み

　以上は＜何か看護したい＞から出発した看護計画である。このレベルでとらえておけば「毎日何をしなければならないか」はすぐ出てきたとしても，この＜何を＞や＜何か看護したい……＞の＜何か＞があてずっぽうになったり，おや？　と思う疑問よりも行為が先に立つことになりがちである。この事例の場合でも＜下半身に発汗多量＞の気になり方①②③のつづきには④として，

・麻痺からきている発汗なのか

・なぜ下半身だけなのか

・脊損でも汗をかくのだろうか

といった気になり方がある。このような疑問をどう解いた上で計画を立てるかということが，実際の看護の質を左右するのではないだろうか。この発汗現象の原因を身体の内面に求めて行ったとき，神経の支配，発汗の中枢に触れて考えられれば，同じ原因から，知覚の麻痺，運動の麻痺，排泄障害（膀胱・直腸障害）など，他の一連の現象が一つにつながったイメージとなり，ケアもバラバラではすませないものとなってくる。ということは，頭にすぐ浮かんだケアをやるだけでなく，＜何のために＞とのぼること（抽象化）によって中位または上位の目標への道がつき，その＜のぼった眼＞で対象を見ると，最初考えなかったケアが浮かんだり，方法もたくさん見えて選択できるほどになる。理論的な裏づけをもってケアに進めば，自信もつくはず，看護へのとり組みも新鮮でいられるはず，となる。

　クラスでのこの事例展開の学習も，看護行為の一つひとつが対象の回復にどのような意味をもっているのか，どうすればこの人は回復への道をたどれるのか，キーポイントとなる基本線を探ろうとい

第三章　科学的な実践へのとり組み　189

う方向へと進んだ。それが生物体としての条件を明らかにするということになる。
　この事例で＜生物体としての必要条件＞をまとめると，次のようになる。
　この人の脊損とは？　から，第4胸髄の損傷とあるが，最近しびれを感じたり，尿意を自覚したりという事実があり，現象では麻痺とみえても脊髄の内部の状態は完全麻痺ではないと思われる徴候がある。そこで，
① 損傷した神経細胞の再生は望めないが，刺激によって代償機能を促進させることはできる。
② 神経線維の増殖再生は可能で，刺激によりその回復を促進できる。

残存機能に目を向けて，
③ 残された機能は使うことにより強化され，日常生活の拡大をはかることができる。

とりわけ膀胱・直腸障害では排尿をときどき自覚できることを重視して，
④ 膀胱の神経支配は反射作用に支えられている面が大きく，その機能を退化させず，活用することにより排尿の自立に近づける。

褥瘡を早く回復させるためには，
⑤ 褥瘡には栄養の補給，圧迫をさけること，二次感染予防が必要。
⑥ 呼吸機能の拡大をはかる。

再び脊損という事実に戻り，その事実を受けとめ受け入れる患者

の認識の発展のために，
　⑦　生涯残る障害もある，どういう手を打っておけばよいか援助できる準備をしておく。
　⑧　独身で21歳という年齢から，結婚の実現とそれに伴う子どもをもつことについて援助できる準備をしておく。

　この方法は，Ⅱの事例のように上位目標から行為のレベルへと具体化する方法と逆のとり組みになっているが，本質的には変わりはない。

Ⅳ　事例へのとり組み4

　もう一つのとり組みとして，対象に何が必要であるかがなかなかつかめない人に，まず対象の構造図を書いてみる方法を紹介しておく。この図を作成すると，初学者でもかなり早くから主体的な看護を展開できる場合があるからである。この事例はプロローグで紹介した事例である。

　　72歳，女，診断名：食道潰瘍，大部屋（10名）に入室，2カ月目，食事の通過障害を主訴とする。検査の結果，食道の起始部と気管分岐部の位置に潰瘍を認めた。身長146cm，体重36kg（入院時）で，るい痩がひどいため，胃瘻をつくり体力をつけることを医師から勧められたが本人は拒否。5分粥を経口的に摂取。30～40分位かかって1/2～2/3量を摂取するが，嘔吐がひんぱんに起こる。軽いときは少量の液と食物を吐いておさまるが，吐物が気管に入り，呼吸困難→吸引→酸素吸入と大さわぎになったことが3回。食事のとき洗面器を準備。医師は嘔吐に首をかしげ自律神経安定剤を処方。
　　入院時下半身のしびれを訴えていたが，下肢を動かすことができなくなっている（腰椎の骨粗鬆症の疑い）。

尿失禁があり，カテーテルを留置。2週間前に38〜39℃の発熱。尿検の結果膀胱炎の併発を認め，毎日膀胱洗浄を実施，小康状態を保っている。おむつを当てているが便意はある。
　仙骨部に10×13cm程度の褥瘡，左腸骨の上端部に2×3cm程度の褥瘡。
　与薬は消化剤，緩下剤，自律神経安定剤，ビタミンB剤を経口的，10％ブドウ糖500ml，ビタミンB_1，B_2，B_{12}，Cの点滴与薬が行われている。
　娘さんが1日おきに，プリンやゼリーなどのおやつと，白あえや里芋の煮つけなど好きなおかずをもって昼食時に来院。何でも自分でしなければ気がすまない気丈な人だという。「足をもんでくれ」という以外は何も頼まないという（娘さんからの資料）。看護記録に「もう死んだほうがいいんです」と言われたとの記載あり。

＜構造図の作成＞

　この対象の身体にも認識にも，72歳の女性であるということは明瞭な特殊性としてきざみこまれている事実であるから，構造図（図16）にそのことを記入してみよう。食道潰瘍という診断名は，身体のもつ障害の焦点であり，このために入院したのであるから，目立つように記入しておく。大部屋に入室して2カ月目であるという情報により，この患者が現在生活している小社会は10人部屋という場で，その病院のその病棟担当の医師，看護師，同室患者，見舞客などが構成メンバーの主たるものである。

　入院2カ月目ということも，その小社会のなかでの対象のあり方を考える上で大切な情報であるから記入しておく。食事の通過障害があり嘔吐がひんぱんにおこる，るい瘦がある，など次々につながりをとらえながら構造図をつくっていったものが図16である。胃瘻を拒否しているのは，この人なりの考えがあってのことであろうから，認識を知る手がかりとして記入しておく。これは，拒否につな

192　第二部　実践編

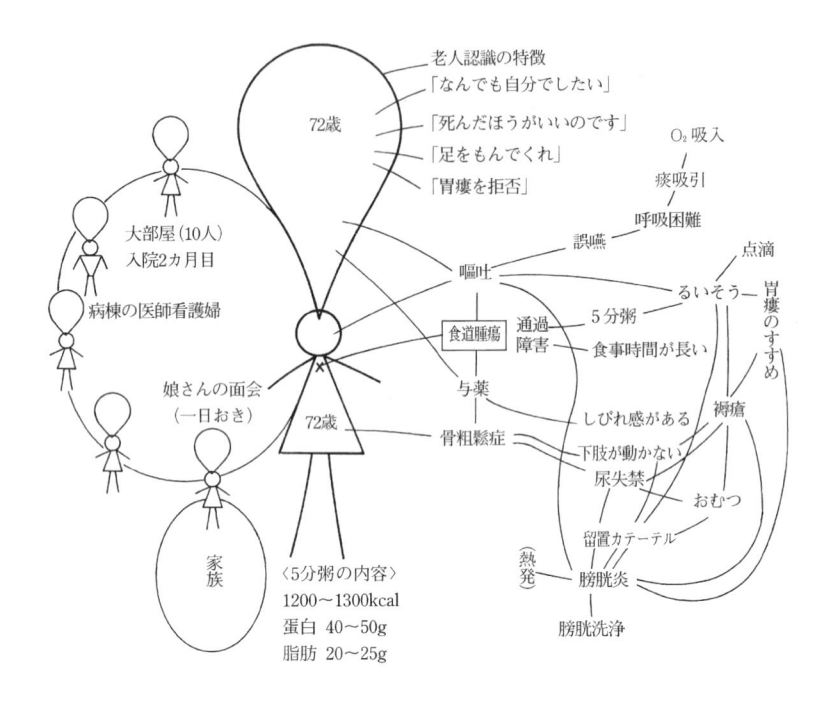

図16　受けもち患者の構造図

がるこの事例の認識をすべて示すものではないから，あくまでも一つの手がかりとして受けとめる必要がある。

　こうして書きあげた図16を見ていると，いろいろな連関が見えてくる。外から表面的にとらえたのでは決して見えないものが見えてくる。たとえば，膀胱炎がカテーテルを留置したことによっておこったとしても，その原因の一つには，嘔吐により水分の摂取量が減っていることも挙げられようし，栄養物の摂取不足のために抵抗力が低下していたことも挙げられよう。また下肢が動かないことが原因で，この人の清潔に対する考え方の基準が低下していたかもしれ

ないし，などなどである。

　このような見つめ方ができるようになるためには，どんなものでも，たとえば石ころ一つでも，ただ見ただけで知りつくすことはできないのであるから，第一に現象の内面を見つめてその意味するものを考えていこうとする姿勢が必要なのである。この自然界は立体的な構造をもっているから，必然的に看護の対象そのものも立体的な構造をもっているのだということの意味をしっかりつかみ，立体的な構造を見つめていくために論理的なものの見方ができることを要求されているのだと理解する必要がある。それは，論理学を勉強すればよいということでもなければ論理学など学んだこともないから駄目だということでもない。下肢が動かないから麻痺だ，神経がやられた場合には回復しないから下半身の機能はもう役に立たない，などと表面的なことだけで判断すると誤る危険性が高いことは，実践のなかで十分学べることであるし，現に経験をつんだ看護師は直観的に正しい判断をしてきているという実績がある。

　運動というはたらきが神経だけでおこるのではなく，骨・関節・筋という身体全体の構造・機能上のはたらきとしてとらえることが必要であるし，72歳のこの患者が動こうとしなかったらどうなるかというとらえ方も，多くの老人患者をみとっていれば自然に身についてくることであろう。次に第二として，現象の意味するものを時の流れのなかで見つめていこう，つまり内面的な因果関係をたどってみようという見方を必要とする。現在こうであることの裏にはその根拠となるいろいろな事実関係があるはずであるし，現在の状態が以前からこうであり将来も変わらないという保証はないのである。

　私たちはどのような患者にも早くなおってもらいたいと考えてと

り組むのであるから，そこには"変化する"という基本的な考え方がある。変化するという前提があるからこそ，どのような変化がおこりそうか，どのような変化をもたらすことができるか，変化させる力は何かなどと考えてとり組むことができるのである。

さらに，この患者が回復するためには，栄養物を摂取できるか否かが一つの大きなキーポイントであると思われるのであるが，経口的に摂取することには困難がある上に胃瘻も拒否している。人間相手の仕事であるから，患者の認識を無視して治療手段を講じることは許されない。したがって，対象を見つめる第三の眼としてはこの人の認識が立体的で過程的な構造にどう関わっているのだろうと探る姿勢を必要とするのである。「何でも自分でしたい人だ」と聞けば「72年生きてきた人としてそうだろうな」と思えるし，「死んだほうがいい」と言われたと聞けば，「わが身に起こったとしたら本当にそう思うだろうな」と共感もできる。胃瘻を拒否する気持の裏にどのような考えがあるのだろう。手術をしたことがあるのかしら，入院前どのような生活をしていたのだろう，退院後の生活としてどのような生活が予想できるのだろう，などと見つめていく看護師の気持を分析するならば，「現在のひどい状態をこれ以上悪化させないで早く退院できるようとり組みたい」「このような状態で四六時中過ごしているこの人を，少しでも楽にできるようとり組みたい」「この人が毎日を前向きに生きていくために役に立てないだろうか」ということではないだろうか。対象を全人的にとらえようととり組み，大づかみながら対象の全体像が描けたとき，私たちは自分の心のなかに"放っておけない""看護しなければ"という強い気持が，意志として突きあげてくるのを実感できるのではなかろうか。

Ⅴ　事例へのとり組み5

　よい看護が実践できるかどうかは、われわれが対象をどのようにとらえるかということに全的にかかわってくる。臨床場面では一般的な傾向として患者を病態生理的な見つめ方でとらえる偏りを感じることが多いが、これは人間一般から見たその人の特殊性を浮きぼりにするという学習がなされていないからであろう。生物体・生活体の統一体としての人間の見つめ方に習熟してくれば、どのような患者を受けもった場合でも、直ちにその人をカメラ的立場（カメラから被写体をのぞいている立場）で見つめて客観的な事実を浮きぼりにし、どのような看護が必要かを判断し（生物体としての必要条件）、地図的な立場（もう一人の自分が道を歩きながら現実の自分が地図を書いている立場）でその人がどのような過ごし方をしているのだろうと観念的に追体験しつつ（生活体の反応）、どのようにして必要な看護を実施しようかと工夫しはじめることができるのである。対象の見つめ方から看護計画につなげていくプロセスを、これまでとりあげなかったタイプの事例を用いて[註]、大づかみに展開しておく。

糖尿病　26歳　男性
患者の現状をつかむために必要な客観的資料：
　まず受けもった患者の健康障害の種類・健康の段階・発達段階・生活過程をつかむ上で意味のありそうな資料を諸記録からとり出してくる。知りたい資料が得られないときはそのことをメモしておくとよい。

　註）この事例は千葉大学看護学部1回生が受けもった患者について5月10日の時点での看護過程の展開を基礎看護学講座新村道子がまとめたものである。

身長：161cm
体重：昨年54kg → 入院時47kg
　　　標準体重56.6kg〔(身長－100)×0.6＋20kg，を使用〕
血糖・尿糖・尿中アセトン：

検査値＼月日	入院時	4/8	4/22	4/27	5/6
血　糖（ＦＢＳ）	246	162	122	112	106
尿　糖（ＵＳ定量）	110			6～7	
尿中アセトン	∰	－	－	－	

尿量：入院時1,750ml → 5/10現在1,150ml/日
尿回数：入院時8～9回 → 5月5～6回/日
尿比重：入院時1.040 → 5/10　1.012
便：2日あって1日なしというくり返しが多い
1日血糖：4/12, 4/24, 5/4に測定。各352－168，180－102，152－58
　　　であった。最高…14時　最低…10時，18時
体温：朝35℃台　昼36.5～37℃台
脈拍：朝50/min台　夕80/min台
血圧：110/60mmHg程度
合併症：知覚神経→異常なし
　　　　腎機能→異常なし（PSP 15′…40％）
　　　　眼底→Scott 0
　　　　肝機能→異常なし（入院時肝1/2指触知した）
　　　　　　　　　　（ICG 15′…2.5％）
低血糖のときの症状：
　　　4/4　インスリン感性テスト…頭がボーっとなり発汗あり
　　　4/11　午後4：30頃…脱力感，手のふるえ
治療：3/31～4/6　食事療法
　　　4/6～4/25　インスリン療法（リタード・レオ・インスリン16U）
　　　4/26～　経口糖尿病薬療法（ジメリン（SU剤）500mg）
食事：3/31～4/10　1,400kcal（夕～夜，空腹感強い）
　　　4/11　1,700kcal（≒30kcal/kg）
　　　4/12　1,780kcal（4/11夕，低血糖のため午後3時にスナック1
　　　　単位追加）

4/22　1,880kcal（昼食に100kcal追加）
　　☆4/6「食事がむずかしくておぼえられない」
　　4/19「家に帰ると食事が不規則となりインスリンを自分でどう打
　　　ったらよいか不安という」
　　☆退院後だれが作るのか…不明
　仕事：家業（印刷業）（4/11　≒30kcal/kg（軽～ふつうの労作）では
　　　仕事からみて少ない，とある）
　運動：4/17「運動するように指導」
　DMについてのカセットをきいている
　家族：

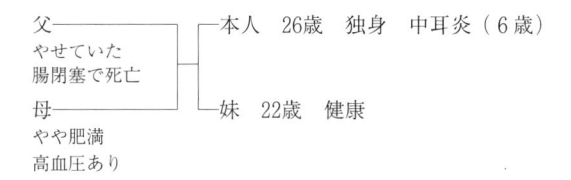

```
父─────────┬─本人　26歳　独身　中耳炎（6歳）
やせていた　　│
腸閉塞で死亡　│
母─────────┴─妹　22歳　健康
やや肥満
高血圧あり
```

患者の全体像：
　以上の資料を参考にこの患者の人間としての特殊性を大づかみにまとめ
てみよう。
　糖尿病の26歳男性，昭和53年2月下旬より口渇・多尿・多飲・体重減少
（54kg→47kg）が出現し，3月31日，DMの診断で独歩入院。
　1,400kcalの食事療法のみで治療開始するがあまり変化なく，インスリ
ン療法となる。
　しかしインスリン開始後6日目には低血糖症状出現し，1,780kcalに増
量。さらに昼から夕食までの空腹感が強いため4/22に1,880kcalとなり，
コントロール良好。
　4/26よりインスリンから経口糖尿病薬に変更し，現在（5/8）もコント
ロール良好である。
　職業は家業の印刷業，独身で母親と妹の3人暮らし。母親がやや肥満で
ある。父は腸閉塞で死亡，やせていた。本人は中耳炎（6歳）を患ったの
ちは医者にかかったことはない。
　食事についての情報は，"むずかしい" "不規則になる" と不安に思っ
ていること以外に記載はない。
　合併症については現在のところその徴候はみられない。

【1】 生物体としての必要条件

　糖尿病はインスリンの作用不足によって糖質代謝に障害をきたし，たんぱく質・脂質の代謝障害をもひきおこしてしまう疾病である。細胞の生命力を直接おびやかされているこの患者の生活過程をととのえるための必要条件は，病気の本質，回復のための条件，生じる問題への条件を考えることによって明確になるが，これらを分けて考えなくても，自然に必要条件が出てくるように訓練することが望ましい。すなわち，

(1) 血流中に高濃度の糖が循環しないようコントロールする必要がある。

　① 食事療法（必要なカロリーを，時間や回数を考えて摂取する）

　② 運動療法（筋肉の運動により糖質の利用を増す）

　③ 経口糖尿病薬の使用

　④ ストレスを避ける，感染を避ける，他の薬物使用に注意する

(2) 疾病の増悪を早期発見し，防止する必要がある。

　① 高血糖，低血糖の徴候観察

　② 合併症の徴候観察

(3) 一生コントロールを必要とする病気をもった患者の不安について観察し精神の安定をはかる必要がある。

(4) 家族や社会関係からストレスが加わらないようよく観察し，なるべくはやく社会でうまく働きながら生活できるよう援助する必要がある。

【2】 日常生活の規制
(1) 食事療法を守らなければならない
(2) 病院食を食べなければならない
(3) 蓄尿しなければならない
(4) 血糖検査を受けなければならない

【3】 生活体の反応
記録から得られたこと。
・4/6 「食事がむずかしくて覚えられないと言っている」
・4/19「家に帰ると食事が不規則となりインスリンを自分でどう打ったらよいか不安と言う」

　受けもった時点でこのように患者の全体像を描いたとき，**看護師として気になること，放っておけないこと，すぐしなければならないことが浮かんでくるであろう。**
　こうして頭に浮かんできたことを順序を考えながら実施するわけであるが，チームメンバーが一貫したとり組みのできるよう文字にして共有することが必要となる。この事例では諸記録からは確認できないことを確認すること，および将来に向けておさえておかなければならないことを忘れないよう計画におこしておくことがポイントとなろう。
　とり組みの内容によって抽象的なものも具体的なものもあろうが，それぞれの意味を考えて書き分けていけば，この患者に対する当面の看護計画が表7のように立つであろう。

表7 当面の看護計画

上 位 目 標 (優先順位を示す)	上位目標への手段 (中位目標)	具 体 的 な 行 動 (日常の看護計画—下位目標)
I.コントロールが うまく続くよう ととのえる	食事療法が守れる よう援助する	① 入院以来の治療食についてどのようにとらえているかを知る ② 入院中にできるだけハカリを使って目でおぼえるよう話してみる ③ 特に「食べたいもの」「好きなもの」について,一緒に内容を考えてみる
	薬物療法が守れる よう援助する	① 薬の作用・副作用をよく知っているか確認する(種類・量) ② 低血糖のおこりやすい場合とその処置について知っているか確認する(たとえば下痢のとき,嘔吐したときの水分・電解質の補給) ③ 薬はきちんといつも同じ時間にのみ,薬をのんだら必要なカロリーをとらなければならないことを知っているか
II.DMの知識を深 める	本人がどのくらい 知っているかを確 認する	① DMのカセットテープで分かったこと,よく分からないことを聞いてみる
	増悪のサインを見 落とさない	① テステープによる自己尿糖測定の方法を教える ② 低血糖の初期症状をわすれない(思い出せるか)。とくに18時頃注意することを知っているか ③ 高血糖のとき…テステープ,口渇,多尿,多飲,家族に臭気のことを話しておく ④ 合併症への注意…手足のしびれ,視力の低下 ⑤ 潰瘍,傷をつくらない(つくったら早めに相談し,処置をする) ⑥ 清潔の必要性を知っているか

Ⅲ. 退院後の生活をスムーズに送れるよう援助する	本人が自分の病気についてどうとらえているかを知る	① 一生コントロールを必要とすること ② 結婚・子どものことなどをどう考えているか
	入院中から，退院後と同じような生活をしておく	① どのような仕事をしているか確認する ② 退院後の労働時間分は離床して過ごす ③ 退院後の仕事と同程度の運動を病院でもする（例，階段の昇降） ④ 食事の交換訓練 ⑤ 増悪のサインの観察訓練 ⑥ DMカード，ペットシュガーをいつも持っているよう準備する
	先手を打てるように心がける	① むちゃをしたくなったときどうしたらよいかを本人に聞き，ストレス発散法を考えておく ② 定期受診の必要性を確認 ③ 周囲の人々に協力を得られるよう連絡をとり，心配なことがないかを聞く

Ⅵ 事例へのとり組み6 ^{註)}

胃潰瘍　56歳　女性
患者の全体像をつかむために諸記録から資料を収集する：
　入院までの経過：昭和52年1月より，上腹部に不快感あり，近医で薬物療法を受けていた。入院の10日位前より，上腹部の不快感が増長，食欲不振があったが，53年4月25日に吐血，下血が多量にあり，担送で入院した。
　夫と息子3人をもつ主婦で，長男と三男は別居。夫の職業は不明。
　＜生命を維持する過程＞の状態：
　　循環：血圧150～98，脈拍84　入院時と大きな変動はない

　註）この事例は千葉大学看護学部1回生が受けもった患者について，情報不足時の看護過程の展開を基礎看護学講座田口ヨウ子がまとめたものである。

呼吸：特に異常はない

体温：36～37℃

4/27　検尿，検血一般，血液化学の検査の結果，赤血球数230万，血色素6.3g/dl，ヘマトクリット18.8％，総蛋白4.8，ワッセルマン反応（＋），血液型：ＡＢ型，輸血（5/2 400ml，5/3 400ml，5/4 200ml）

5/4　赤血球数327万，血色素9.2，ヘマトクリット27.1％，総蛋白6.4でやや改善されている

5/2よりソルコセリル静注開始

＜生活習慣を獲得し発展させる過程＞の状態：

食：絶食4日→流動食600ml→1,200ml→3分粥→5/7より5分粥となる（5/10　身長161cm　体重55kg）

排泄：便通ない日が多く，浣腸（5/2）。自然排出（5/8，5/9）

　　　尿　5/9，5/10　1,500ml以上，回数は7～9回/日

清潔，衣，運動，休息については記載なし

＜社会関係を維持発展させる過程＞の状態：

労働：主婦

性：妻，息子3人の母

環境：4人部屋

医師の治療方針および経過：

4/25　ラクテック等点滴静注2,000ml

4/26～　LRG，ソリタT₂等点滴静注2,500ml

5/2　輸血400ml，5/3 400ml，5/4 200ml

噴門部潰瘍と診断確定し，貧血の改善をはかり胃切除の予定

　この事例は吐血・下血によって緊急入院した患者であるから，安静・食事制限・与薬・検査など，すぐしなければならないことがたくさんあり，診断が確定して手術可能となると，体力を回復させる方向で看護していけばよいという，いわば外科病棟では単純な患者とみなされるかもしれない。少なくとも諸記録からはワ氏（＋）であることを念頭において必要な看護をすればよいとされている様子であった。しかし，これだけの資料を見ただけでも看護師として気に

なることがいくつも出てくる。たとえば，男だけの家庭だが，この人が入院したあとうまくやっていけているのだろうか，この人が気に病んでいないだろうか，また入院・安静となったのだが，洗濯や身のまわりのことで支障はないのだろうか，入院や手術の経験はあるのだろうか，どのような気持で過ごしているのだろうか，体重がそれほど少なくないが太っていたのだろうか，食事の制限が辛くないだろうか，食への関心はどの程度の人なのだろうか，等々である。これらの問題意識がなぜ生じるか，を考えてみると，"胃潰瘍"を見つめているのではなく"胃潰瘍になった人間（社会的個人）"として見つめているからである。つまり，この事例の生物体としての必要条件を，情報がわずかであっても次のように立てることができるからである。

【1】 生物体としての必要条件
(1) 潰瘍部の癒合を促し，再出血させないために安静・食事制限・与薬が必要である。
(2) 安静のもたらす排泄機能，運動機能の低下を防ぐ必要がある。
(3) 手術に備えての体力の増強，精神的な支持をし，ストレスを和らげる必要がある。
(4) 男のみの家庭の主婦であるから，家事への心配や入院生活の雑事処理についての負担を軽くするよう工夫する必要がある。

【2】 日常生活の規制（略）
【3】 生活体の反応
記録からは全くつかめない。

このような段階での看護計画は，何よりもまずこの人への看護の方針を立てられるよう確認のためのとり組みをすることから始めなければなるまい。

　(1)　まずスタッフと安静の程度や生活過程（食の内容，排泄，清潔，衣，運動，休息，労働，性）の具体的なあり方について情報交換し，日常必要な看護を実施しながら確認していく。

　(2)　本人が入院生活をどのように送っているかの観察および環境の確認。

　(3)　医師に会って，現状と治療方針，またワ氏(＋)であることについての判断等話しあってみる必要があろう。

Ⅶ　事例へのとり組み 7 註)

肺結核症・精神発達遅滞　5歳8カ月　男
＜生命を維持する過程＞の状態：
　　循環：脈拍88～94，青白い顔色
　　呼吸：特に異常はみられない，排菌なし，咳・痰なし
　　体温：36.0～36.8℃
＜生活習慣を獲得し発展させる過程＞の状態：
　　運動：自室内での活動可，車椅子による屋外散歩，ほとんどが室内での活動。走ることもできる。ベッドからおりるときは，うしろ向きになっておりる。
　　休息：睡眠はよくとれている。安静時間中（13：00～14：00）もほとんど昼寝をしており，起こしても起きないときがある。
　　食　：普通食。主食はほとんど全量摂取，副食は日によって違う（好き嫌いがある）。主食と副食をまぜて与えることが多い。10時と3時におやつ（牛乳，みかん，せんべいなどがよく出る，ほ

註）この事例は千葉大学看護学部1回生が某病院の協力を得て春休み中に実習した記録の一部である。

ぼ全量摂取)。手づかみで食べることがあるが，スプーンで食べられる。水，牛乳はコップに入れてのむ。(身長109.3cm 体重17.5kg)
排泄：尿 6～7回/日，便 1回/日，おむつ使用。尿，便意を訴えない。排便後・排尿後にズボンを脱ぐこともある。普通便。
衣　：下着(長そでシャツ)，シャツ，セーター，タイツ，くつ下，ズボン。寒いときにはガウン。就寝時でも特にパジャマに着替えない様子。足をあげたり，腕を入れたりすることができる。
清潔：週2回入浴，排便後殿部清拭，洗髪週1回ていど。
＜社会関係を維持発展させる過程＞の状態：
労働・学習：ことばを話せない，要求は手をひっぱって示す。
環境：小児病棟，個室，北向き，室外の方が暖かいことがある。
家族：父(入院中)，母，兄(施設入園中)

患者の全体像：
　5歳8カ月(S. 47. 7. 2 生まれ)の男子。
　出生時体重3,450g，2歳急性肺炎。麻疹，水痘は未罹患，予防接種していない。風邪に罹りやすい。
　　S. 52. 10. 11. 児童相談所にて一時保護，知的障害児施設収容のために検査したところツ反，肺野X線像に陰影あり，結核の疑い，S. 52. 10. 11 初診，10. 15 入院。
　　入院当初はT，P，Rとも変動多く，食欲も少なかった。入院後53. 2. 1～14 麻疹。3. 1のX線検査で陰影の改善認められず。
　　発語なく"アーアー""イデデデ……"ぐらい。手先が器用で，スプーンをブラブラさせながらすばやく左手から右手へ移して遊び，ほとんど離さない。

家族：
　父：42歳　結核の既往(診療所で治療，治癒)，現在統合失調症(精神分裂病)で入院。今の妻とは再婚，入籍はしていない(姓が違う)，前妻との間に中学生の子どもあり
　母：27歳　水商売をしている(バー勤め)，1週間に1度くらい面会に来る
　兄：7歳　知的障害児施設入園中(状態不明)

【1】 生物体としての必要条件

(1) 肺結核の疑いで薬物療法中である。正確に与薬し，安静を守らせ，必要栄養物の摂取をたすけて体力の増強をはかる必要がある。

(2) 5歳児であるが心身共に成長発達が遅れている。成長発達を阻害する因子をできるだけとり除いて，正常な成長発達に近づける必要がある。

(3) 精神発達遅滞，自閉傾向など精神機能の障害がみられる。言語がほとんどみられないので認識の程度・意思の表現がはっきりしないが，観察やはたらきかけによって精神活動の発達をうながす必要がある。

(4) 周囲への関心がうすい上に不安定な日常になりやすいので，小児に不可欠な安定した人間的な環境をつくる必要がある。

【2】 日常生活の規制

(1) 家族と離れている（とくに母親とのコンタクトの欠如）。

(2) 病院という特殊な社会のなかで生活しなければならない。

(3) 個室に入らねばならず，他患との接触少なく，たくさんの看護師，医師が出入りする。

(4) 与薬をうける（PAS，INAH，抗生物質，脳代謝賦活剤）。

(5) おむつの使用。

(6) 安静時間がある。

(7) しつけを受ける。

【3】 生活体の反応

(1) 一人でいるときはスプーンや容器をブラブラさせたり，かじ

ったりすることがある。
　(2)　無理に何かをしようとすると，かんしゃくをおこしてキーキー言い看護師の指や腕をかむことがある。
　(3)　窓を開けてほしいときや水がのみたいときは，看護師の手をとって窓や蛇口にもって行く。
　(4)　おんぶやだっこをせがむときには看護師の手をひいて看護師をしゃがませる。
　(5)　おんぶやだっこのときに両手でおさえていないといやがり，手をそえて両手で支えさせようとする。
　(6)　昼食時にスプーンを右手に持たせようと左手からスプーンをとると，手ではらって「ダメッ！」と言ったように聞こえた。
　(7)　看護師が室外に出ようとするとあとをおって泣くことがある。
　(8)　発声練習のように「アーアー」とくり返したり，「イデデ…」と言う。
　(9)　看護師が部屋に入って声をかけるとニッコリして手をさし出す。
　(10)　だっこしていると看護師のほほに自分のほほをよせてくるようになった。
　この事例には4週間継続して一人ずつ学生をつけた。第1週目は，心を開けるように，やさしくやさしくを最優先にした。第2週目は観察に重点をおき，たくさんの情報が得られて食を中心にしつけを進めていくことができた。表8の計画は心を開いてきた3週目に少しずつしつけを加えていこうとしたときのものである。4週目には母親との関係の改善に心を配り，病棟内で安定した生活ができるよう目標の焦点を移していった。小児患者にとって看護師の一貫した

とり組みが人間形成上重大な影響をもつことを4人の学生が直接経験した貴重な実習となった。

表8　成長をうながす看護計画

上位目標 (優先順位を示す)	上位目標への手段 (中位目標)	具体的な行動 (日常の看護計画―下位目標)
I. 正常な発達段階に近づくように	自分でできることはするように	・コップに水を入れる ・牛乳をコップにつぐ ・窓を開ける(かぎのあいているとき) ・服,くつ下を脱ぐ ・くつ下やズボンをはくときに足を入れる ・オルゴールのひもをひっぱる ・電気を消す
	正しいマナーで食事ができるように	・食事の前は手を拭く ・エプロンをする ・スプーンは右手で持つ ・左手で食べない(手づかみで食べない) ・左手を使用したときは「使ってはダメよ」と言って,すぐにお手ふきで手を拭く ・食事中は立ち歩かない(イスにすわって) ・食卓に正対する ・落としたものを食べない ・水や牛乳はコップについで飲む ・食事が終わったら手を拭く
	ものごとのけじめをつける	・食事の始めと終わりのあいさつをゆっくり言う ・食事が終わったらスプーンは持たせない ・タッパー,スプーンを持っているときはだっこしない ・かんしゃくをおこしたら,あれこれかまわない

第三章　科学的な実践へのとり組み　209

II. 心を開けるように	安心感，信頼感をいだけるように	・いっしょにいる時間を長くする ・スキンシップを多くする ・患者の要求をしぐさによって判断し，受け入れる ・おむつ交換のときは顔を見て，語りかけながら行う ・食事中はなごやかな雰囲気にする ・たえずほほえみかける ・やさしい声で語りかける ・たえず語りかける
	ストレスを加えない	・頭からしかりつけない ・大声でどならない ・しかるときはおだやかにしかる ・体罰は加えない（加えても手の甲を軽くたたくだけ） ・処置，検査時にむりやり押さえつけない
	満足感をもてるように	・よいことをしたとき，いいつけを守ったときには大いにほめる ・仕事中でも，できるかぎり患者の相手をする ・満足そうな表情をしたときの状態，内容を観察・記録する ・よいことをしたことなどを患者の前で他の人に言って患者をほめる
	新しい刺激を与える	・オルゴールをつける ・歌をうたう ・他の患者，看護師に声をかけてもらう ・他の患者，看護師などとのコンタクトを多くする ・外に散歩に行く
III. 悪化させない	異常徴候の早期発見	・体温の変化をチェックする ・元気の有無に気をつける ・食欲の状態に気をつける

	栄養の調整	・主食・副食ともたべられるように工夫する（バランスを保つ） ・牛乳をのませる ・食事・水分など摂取量を記録する
	感染の予防	・窓を開けたとき，屋外に出るときの保温 ・くつ下を2枚はかせる ・入浴後の発汗の処置と保温 ・感染症のある人との接触を防ぐ
	過労させない	・長時間立っていたりはしゃいだりさせない ・安静時間を守る
	与薬	・薬の確認 ・水にといてのませる ・全量摂取させる
Ⅳ.できるだけ安楽に	清潔の保持	・おむつはこまめにとりかえて，ぬれている時間を短くする ・排便時は，殿部・陰部の部分清拭を行う ・下着の交換 ・食事後スプーンを洗う ・換気を行う（特におむつ交換のあと） ・使用後のおむつはすばやく始末する ・フロアーの清掃をていねいにする ・ベッドの整理
	安全	・室内の整理 ・ベッドやイスの昇り降りには注意する

Ⅷ　事例へのとり組み 8[註]

脳性麻痺（アテトーゼ型四肢麻痺）＋精神発達遅滞（知能指数・田中ビネー76，M.A.＝2.5）　3歳5カ月　男児

家族：父35歳（大工），母34歳，姉5歳，妹1歳11カ月，父方の祖母（寝たり起きたりの状態）

性格：おとなしく素直であるが甘えが目立つ

生育歴：妊娠38週で前置胎盤の疑いで誘発陣痛により出産（2,420g），アプガースコア2点，2時間後8点，クベースに10日収容，6日目まで痙攣発作がみられた。体重3,000g，26日目で退院，以後は痙攣発作もなく元気であったが，8～9カ月頃まで首がすわらず，坐位もとれなかった。

入園目的：①独歩
　　　　　②ADLの自立

入園までの経過：

　1歳9カ月のとき児童相談所より当園を紹介され，初めて脳性麻痺と診断され以後通園していたが，療育，訓練の目的により本年6月20日入園となる。

　○機能障害　中等度の麻痺があるため日常生活動作はなんらかの形でほとんど介助を要し，立位バランスはとれない。

　○健康状態　風邪をひきやすい。風邪により喘息発作をおこしやすい。常に発汗も多く顔色もすぐれない。流涎あり。

入園後の経過：

　○ADL　ランクはC　　Cとは，
　　　　　　　　　　　①坐位一人で可能
　　　　　　　　　　　②移動は四つん這い（形を問わず）以上で室内ならば十分実用可能
　　　　　　　　　　　③言語は不明瞭，単語のみでも意思伝達に不自由しない
　　　　　　　　　　　④食事はなんらかの方法で一人で可能
　　　　　　　　　　　以上の4条件をもっているものをいう

註）この事例は東京都立北療育園（現東京都立北療育医療センター）看護計画研修グループの方々がまとめられたものである。障害児の生物体としての必要条件について問い合わせが多いので紹介させていただいた。

	入園時の状態	現在の状態
移　動	四つん這い，つかまり立ち可能，独歩不可	歩行器により起立歩行，床よりの立ちあがり可能，つかまり歩き，四つん這い，運動靴使用
食　事	右手スプーン，汁物は両手で持ってのむがこぼすことが多い	食器固定台を使用して一人で摂食可能，ストロー使用
更　衣	簡単な着脱は可能，ボタン，ホックは不可	ズボンのみ可能，その他介助を要する
排　泄	排尿は側臥位にて尿器使用，他は椅子便器使用，いずれも教える	意思表示ははっきりする，後始末は介助を要する
言　語	二語文，理解力あり，意思伝達は特に支障はない	同　左
洗　面	まねをするだけ	介助を要する
体　重	13.5kg	13kg

○ 健康状態　入園後は外泊の前後に38～39℃ぐらいの発熱がみられ，3～5日位持続することがあり，時には軽い喘息様症状がみられる。時々鼻出血あり，指を入れることもあるので様子観察中（出血，凝固時間は異常なし）
○ 訓練　週6回　ウォーカーにて歩行訓練
○ 友達関係　少数グループに入って遊べるようになった
○ 好きな遊び　ブロック（若越），自動車（コンビ）に乗ること
○ 家族　療育に関しては熱心なほうであるが，本児が外泊からの帰園の折，あまりにも泣くためと幼いこともあり，父親は盲愛し離しがたいので退園させて訓練に通いたいと言ってきた。しかし子どもにとっても訓練の時期としても非常に大切な時期であることなど話し合いをもったことにより，父親も少し納得できた様子である。

【1】　生物体としての必要条件

(1)　脳性麻痺　→　運動機能障害　→　機能障害の評価（精神面，感覚機能面を含む）を行い，正常児の成長発達段階にそって訓練する必

要がある（療育）。

不随意運動型 → 協調性の不全（音，光，皮膚の接触などの刺激によって突然筋トーヌスが亢進する）→ リラックスさせる必要がある。

(2) 体力がない
　① 足関節に尖足，膝関節に屈曲拘縮 → 歩行困難 → 拘縮予防，矯正のための補装具を使用して歩行の自立をはかる必要がある。
　② 呼吸筋の発達不良により，正常呼吸パターンが獲得されない → かぜなど呼吸器疾患にかかりやすいので腹筋の力をつけて呼吸機能の改善をはかる必要がある。
　③ 自律神経の異常（交換神経緊張亢進）
　　　脳の損傷による（核黄疸に多い）→ 汗をかきやすい，発熱傾向にある，便秘，流涎 → 精神的自立の訓練，育児が大切である（母子分離の完成，自立心の育成）

(3) 精神発達遅滞 → 機能障害による生活経験の乏しさからの知能障害・言語障害による周囲に対する適応障害，情緒不安定 → 訓練に対する意欲の欠如も見られる → 生活環境の改善，社会的経験の拡大，個別心理指導・集団指導が必要である。

(4) 3歳で入園になる
　① 過保護に育てられている → 日常生活の自立の拡大
　② 親子分離がまだできていない，新しい環境でもあり，不安緊張がみられる → 入園という事態が受け入れられるよう精神的に援助する必要がある。

【2】 日常生活の規制
(1) 家族との接触時間が少ない（月2回の外泊が主である）
(2) 大きな集団のなかで生活しなければならない（同室児29名）
(3) 訓練
(4) 入浴は週2回
(5) 療育スケジュール，1日の日課表により，毎日の生活過程が決められている

【3】 生活体の反応
(1) 食事，洗面などは"自分でする"と言って介助を拒否するなど意欲がある。
(2) 親の面会のあと，外泊から帰ったあとなど号泣する，発熱をみることがある。
(3) 二語文だが意思表示はある。
(4) 男性のPTに慣れない。

【4】 目標の設定
入園目標：①独歩
　　　　　②ADLの自立
当面の目標：①体力づくり
　　　　　　②入園生活への適応
　　　　　　③ADL指導
　この事例の生活体の反応について具体的に話しあい，当面の目標として②入園生活への適応を最優先にしながらとり組んでみたらということになった（目標の具体的な展開は省略する）。

IX 事例へのとり組み9

　　初産婦（在胎39週1日）　　27歳　主婦
　　昭和47年1月結婚　夫と二人暮らし。
　　夫は大学病院事務職として勤務している。
　　公務員住宅に住み，4階でエレベーターはない。部屋数は2ＤＫ。日当たりよく，風呂あり。付近は住宅街で近くにスーパーマーケットがある。
　　産休前までは経理事務員として働いていたが，産休後は退職する予定である。
　　本人の両親は死亡，同胞は4人（男3人，女1人）で末っ子である。
　　夫の両親は遠方（熊本県）に住み，高齢のため援助は期待できない。
　　夫は事務手続や身の回りの世話などをよくしている。
　　妊娠経過……正常経過である（全期間を通して）
　　　　最終月経　　昭和50年11月23日から5日間
　　　　つ わ り　　軽度
　　　　胎　　動　　昭和51年5月初旬
　　　　予 定 日　　昭和51年8月30日
　　分娩経過
　　　　分 娩 開 始　　昭和51年8月23日ＰＭ1：30
　　　　入 院 時 間　　昭和51年8月24日ＡＭ3：10
　　　　入院時所見　　子宮口3指開大　陣痛5分間歇
　　　　子宮口全開大　昭和51年8月24日ＡＭ5：40
　　　　分　　　娩　　昭和51年8月24日ＡＭ6：45
　　　　　　　　　　　2,990g（男児）　アプガースコア　10点
　　　　胎 盤 娩 出　　昭和51年8月24日ＡＭ6：51
　　　　胎 盤 所 見　　異常なし
　　　　新生児所見　　異常なし
　　　　処　　　置　　側切開　絹糸2針縫合
　　　　出 血 量　　150ml
　　　　分娩所要時間　　7時間21分
　　産褥経過……正常（産褥6日目に退院）
　　新生児経過……正常
　　入院環境
　　　　褥室　6人部屋　母子異室制

本事例の病院では，分娩後12時間はベッド上の生活という規制があるため，12時間までと12時間以降に分けて展開した。すなわちベッド上の生活と，規制が緩和された時期とに分けてある。

分娩後12時間まで：

【1】 生物体としての必要条件

(1) 分娩直後の子宮腔内は胎盤剥離面の血管が露出しているので，性器の復古不全防止のため，子宮収縮の促進をはかる必要がある。

(2) 産道の擦過傷，側切開の縫合があるので，二次的障害を防ぐために全身および局所の清潔が必要である。

(3) 分娩前夜，頻回の陣痛発作のためほとんど一睡もしていないので，消耗した体力回復のため，休息と栄養補給が必要である。

(4) 初産婦で正常分娩したという事実から生じる分娩時の興奮を，できるだけ早く前向きの母性意識につながるよう心理的な調整が必要である。

(5) 結婚後初めての児誕生ということから，夫，近親者など児をむかえる人々の関係を観察，マイナス因子をもちこまないようにする必要がある。

【2】 日常生活の規制

(1) 6人部屋。

(2) 病院食をとらなければならない。

(3) 分娩後12時間は歩行禁止である。

註) この事例は文部省第36回看護学校看護教員講習会受講生の母性グループでまとめたものである（足立恵子，甲斐一孝，川上澄枝，名越民江，鉾之原郁代，山田静子）。母性の事例について質問が多いので紹介させていただいた。

(4)　分娩後12時間は排尿介助が必要である。
(5)　分娩後12時間は悪露交換をうけなくてはならない。
(6)　母児異室である。
(7)　与薬をうける（子宮収縮剤）。
(8)　全身清拭をうける。
(9)　面会制限をうける。
(10)　分娩後6時間はアイスノンを腹部に貼用する。

【3】　生活体の反応
(1)　同室の褥婦たちとよく会話している。
(2)　食事を一口食べたが「やっぱりジュースだけほしい」と言う。
(3)　帰室2時間後に訪室するとぐったりして休んでいる。「体中が痛いのですが，まっすぐにして休んでいなくちゃいけませんか」と言う。
(4)　「まだ排尿したくない，あまり食べていないから出ないわ」と言う。
(5)　ごく少量の悪露の排出にもブザーを鳴らして交換を要求する。マッサージすると「あとばらが痛いから触わらないで」と言う。
(6)　訪室時，「赤ちゃん元気にしていますか」と本人から話しかけてくる。
(7)　「薬をのむとお腹が気持悪くなる」と言う。
(8)　清拭を最初は恥ずかしがって拒否していたが，2度目の説明により了解して拭いてもらう。終了後さっぱりしたと大変喜ぶ。
(9)　分娩時の興奮を主人にも分かってもらいたいと言って，そばについていてほしいと夫の手を握りしめている。

⑽ 「アイスノンは少し重たいが気持よい」と言う。

以上から表9のように看護計画を立てた。

表9　分娩後の看護計画

上位目標	中位目標	下位目標
Ⅰ.心身の安楽をはかる	不安の除去につとめる	① 産褥12時間の経過をもう一度説明する ② 児の元気な様子を知らせる ③ 夫と喜びあえるような場をつくる ④ 褥婦の訴えをよく聞く ⑤ それぞれの処置および与薬の意味について説明する
	苦痛の緩和をはかる	① 分娩後6時間は臥床する ② 6時間以後はベッド上で本人が安楽と思う体位をとらせる ③ 腰背部，上下肢のマッサージを施行する ④ 創部にリバノール湿布施行
	休息をとらせる	① 室温，ブラインド，カーテン等により落ち着いたふんいきをつくる ② 面会人の制限をする ③ 同室者の協力を得て静かな環境をつくる ④ 緊張をとく方法を教える
Ⅱ.異常に移行させない	子宮収縮の促進をはかる	① 子宮底部にアイスノンを貼用する ② 子宮底の輪状マッサージをする ③ 子宮収縮剤を服用させる ④ 自然排尿を試みる（分娩後6〜8時間後に）
	感染予防につとめる	① 4時間毎の悪露交換を施行する ② 排尿後の消毒を実施する ③ 分娩直後の全身清拭を実施し，発汗のあるときは部分清拭と寝衣交換を行う
	異常の早期発見につとめる	① 悪露の量と性状のチェック（4時間毎の悪露交換時） ② 子宮底の硬度のチェック ③ T，P，R，血圧のチェック（3検） ④ 創部の観察（悪露交換時） ⑤ 褥婦の訴えをよく聞く

分娩後12時間以降：
【1】 生物体としての必要条件
(1) 産褥2日で子宮収縮良好であるが，子宮復古不全防止のために子宮収縮を促し，十分な観察が必要である。

(2) 産褥3日目頃より乳汁分泌良好であり，乳房緊満のため不眠があるということから，泌乳機能促進および乳汁うっ滞防止のために乳房刺激が必要である。

(3) 体力保持および泌乳機能促進のために栄養補給，水分補給が必要である。

(4) 側切開があるということから，感染予防のため全身および局所の清潔保持と疼痛の緩和がひき続き必要である。

(5) 核家族のため，夫の両親，妻の兄弟の援助は期待できないので，母親としての心構えを確立させて，母性意識の高揚をはかる必要がある。

(6) 家族構成が2人から3人になったので，健康的な生活設計を立てられるよう援助する必要がある。

【2】 日常生活の規制
(1) 産褥2日目から3日間，乳房マッサージをうける。その後は自分でする。

(2) 搾乳。3時間毎の授乳。沐浴，授乳，調乳指導をうける。

(3) 早期離床，産褥体操，収縮剤の服用。

(4) 排尿後消毒，リバノール湿布，創部の観察のチェック，子宮収縮，一般状態の観察，シャワー可能。

(5) 円坐使用。

(6) 給食をうける（補食可）。

(7) 6人部屋（6日間）。

【3】 生活体の反応

(1) マッサージの指導後も，積極的には自分でしようとせず，搾乳器に頼る。「人工栄養はお金がかかるので，なるべく母乳で育てたい」と言う。

(2) 「夜中は眠いのでそちらで飲ませてちょうだい」と言う。母乳分泌が良好になると児と接する機会も多くなり，母性意識が高まった様子。「家に帰ると，一人で面倒をみなければならない」とも言う。沐浴指導については，「夫が入れてくれるから安心よ」と言う。他の指導においては，よく質問をしていた。

(3) 歩行すると糸が切れるのではないかと最小限の歩行にし，歩行時は，痛そうである。産褥体操は，美容のためといって頑張っている。

(4) 消毒は「創口にさわるのでこわくてなかなか上手に拭くことができない」と言う。シャワーを気持よく利用している。

(5) 授乳時には，「お尻が痛くてうまくすわれない」と言い，必ず円坐を持参している。

(6) 「ごはんはおいしいけれど，お乳になるのでしょうか。私ばかりに，栄養がつくのでは困るのだけれど……」と言う。

(7) 産褥2〜3日目……乳房緊満のために不眠が続き，イライラして，夫を通して個室を希望してきた。

産褥4〜5日目……スケジュールにも慣れ，授乳と授乳の間によく眠っている。

退院近く……「入院生活にも慣れてよく眠れるようになりました」と言う。

授乳時,夜ベッドまで起こしに行ってゆり起こしてもなかなか起きない。

以上から表10のような看護計画が立つ。

表10 産褥期の看護計画

上位目標	中位目標	下　位　目　標
Ⅰ.泌乳機能の助成をはかる	乳房刺激を与える	① 搾乳器に頼る気持を聞いてみる ② 乳房マッサージの方法と搾乳の指導を十分に行う ③ 授乳前に温湿布とマッサージをさせる ④ 授乳後の搾乳を十分にさせる ⑤ 授乳時の乳房の清潔の仕方,授乳時の抱き方,乳首のふくませ方,飲ませ方,排気の仕方を観察する
	睡眠をととのえる	① 不眠を気にしないように新しい経験だがすぐ慣れることを説明する ② 就寝前の搾乳を十分にさせる ③ 就寝前の環境整備を行う ④ 授乳と授乳との間に静臥を勧める
	栄養をととのえる	① カロリーを減らして,乳汁分泌に必要な栄養素を知らせ食事時などにアドバイスする
Ⅱ.母性意識の高揚をはかる	自信をもたせる	① それぞれの指導に参加させる（夫同伴で） 　㋑ 育児指導…新生児の生理と日常生活のリズムについて説明する。退院後の保育環境を聞き一緒に考える 　㋺ 沐浴指導…沐浴の準備,方法,注意事項,衣類,オムツについて説明 　㋩ 退院指導…産褥の生理について説明する。退院後の生活のプログラムを一緒に考える ② 夫の参加できる範囲を知る

		③ 退院後本人に困ることがないか予測させる（買物など） ④ 困ったときの対処の仕方について考える
Ⅲ. 復古現象を助成する	排泄を整える	① 排尿を我慢しない ② 水分の補給を十分にする ③ 排便を毎日試みる
	早期離床をはかる	① 癒合の経過を説明する ② 歩行前に縫合部の状態を説明し，歩行によって糸の切れることのないことを話し安心させる ③ 積極的に歩行させる ④ 産褥体操の確認
	子宮収縮の促進をはかる	① 輪状マッサージの確認 ② 3時間毎の授乳をする
Ⅳ. 異常に移行させない	異常の早期発見	① 子宮収縮の良否を観察する ② 1日1回外陰部消毒と縫合部の状態を観察し，上手に拭けていることを伝え安心させる ③ 悪露の量・性状のチェック ④ 乳首・乳房の観察 ⑤ 一般状態のチェック1日3回（分娩後3日目一般血液検査・5日目BP・尿蛋白・尿糖・体重・浮腫）
	感染予防	① 授乳時の手洗いの励行 ② 利尿後の消毒を十分に行わせる ③ 乳頭の清潔保持につとめる ④ 全身の清潔保持につとめる

児に対して：

【1】 生物体としての必要条件

(1) 環境への順応がスムーズに進むよう観察と援助が必要である。

　① 胎内循環から体循環へと変換されるため呼吸確立を援助する。

　② 体温調節機能が未熟なため衣類，室温の調節をする。

③　分娩時の侵襲より早期に回復できるよう外界の刺激を調整する。

　　④　抵抗力が弱いために感染予防につとめる。

　　⑤　消化吸収機能の確立をはかるために，栄養をととのえる。

　　⑥　異常の早期発見のため十分な観察をする。

(2)　人間社会への適応が進むよう援助する必要がある。

　　①　快的刺激を高めるために，保育環境をととのえる。

　　②　命名され個人として尊重される出発になるよう，児をとりまく人々との関係を観察しよりよくする。

【2】　日常生活の規制

(1)　母児異室制

(2)　面会制限

(3)　3時間毎の授乳（1日8回）

(4)　おむつ交換

(5)　沐浴・臍処置

(6)　体重測定

(7)　黄疸指数測定

(8)　1日2回T，P，R測定

【3】　生活体の反応（直接かかわる人々の反応）

(1)　児の泣き声を聞き，「うちの子が泣いているのかしら」と言う。

(2)　分娩後15時間で授乳が開始され「お乳が出るかしら」「上手に抱けるだろうか」「上手にのんでくれるかしら」などと次々に質

問する。

(3) おむつ交換時,「あら黒い便が出ている」と驚き,「だいじょうぶかしら」とたずねる。

(4) 「臍が早くとれたのね,家に帰っても消毒するのですか？」と聞く。

(5) 「体重が生まれたときより減っているが,大丈夫かしら？」と聞く。

(6) 「うちの子,少し顔が黄色いみたい」と言う。

(7) 夫の両親に連絡でき,「すぐ会いに行く」という返事を知らされ喜んでいる。

(8) 夫婦共に,長男誕生でとても喜んでいる。「名前をどれにしようか」と迷っている。

(9) 夫が沐浴指導を見学にくる。

以上から表11のような看護計画が立つ。

表11 新生児の看護計画

上位目標	中位目標	下　位　目　標
Ⅰ.不必要な外的刺激を最小限にする	環境をととのえる	① 空調にて室温,湿度の調節をする (24℃, 65%) ② 不必要な光,音を避ける ③ マットレスは硬めの物とし,掛布団は軽い物を使用する ④ 衣服・おむつ等で腹部を圧迫しない
	清潔の保持につとめる	① 哺乳前後におむつ交換し,排便時には殿部清拭を行う ② 1日1回沐浴施行 ③ 沐浴指導を両親にする（父親に実際にやらせる）
	感染予防につとめる	① スタッフの手洗い,ガウンテクニックの励行をする ② 沐浴時に臍処置を行い,尿,便で汚染したときはそのつど行う

		③ 面会を制限する（面会制限の必要性を説明し，ガラス越しに面会をしてもらう） ④ 授乳前，おむつ交換後の手洗いを励行し，母親にも指導する ⑤ 臍脱後は臍輪部が乾燥するまで消毒する ⑥ 沐浴槽の清掃を十分にし，使用物品は一人ひとり別個の物を使用する ⑦ 乳首の消毒（ゴム製）を十分にし，一人ひとり別個とする
Ⅱ．身体の発育を助成する	栄養をととのえる	① 母親に児が何分ぐらい強く吸っているか注目させる ② 生後8～12時間後にテスト哺乳をさせ，嘔吐のないことを確かめる ③ 3時間毎に直接授乳させる（10～20分の哺乳時間とする） ④ 不足乳は搾母乳，または人工栄養を与える ⑤ 授乳後は排気を十分にして顔を横にして寝かせる ⑥ 母乳栄養の利点と上手な授乳方法について説明する
	排泄をととのえる	① 母親に便の性状の変化について説明する ② 尿，便の回数，性状のチェックをする
	異常の早期発見につとめる	① 新生児の生理について説明する（生理的体重減少，生理的黄疸，便，臍などについて） ② 1日2回のT，P，R測定 ③ 沐浴時に全身の観察をする ④ 黄疸指数測定 ⑤ 哺乳量，哺乳力，きげん，泣き方の観察
Ⅲ．精神の発育を助成する	快的刺激を高める	① 授乳時の抱き方，乳首のふくませ方，授乳方法，排気のさせ方について早く慣れさせる ② 乱暴な取り扱い方になる行為を知らせておく ③ 排便時，殿部清拭を行う
	親のふるまいが子どもを育てているということを自覚させる	① あせらず，ゆったりした気分でのぞむように指導する ② 児に対して語りかけを大切にする ③ 赤ちゃんことばを使わない ④ 肌の触れあいを大切にする

X 事例へのとり組み10[註]

統合失調症（精神分裂病）　22歳　女性
父53歳，兄27歳，姉24歳，母親は5年前に死亡。
4年前に会社勤務をしたことがあるが，6カ月位で休みがちとなり退職。昭和53年1月6日に結婚後，10日目頃から拒食，徘徊，不眠，大声を出すなどの行動があらわれ精神科受診，入院となる。
入院後の経過：
　プロピタン　　50mg×8　　　3回分服
　ピレチア　　　25mg×3　　　3回分服
　体温　36.6〜37.1℃
　脈拍　72〜110
　顔面紅潮，発汗かなり多い
　頭痛の訴えあり（頭痛時ポンタール1錠の指示あり）
興奮状態が続き徘徊，「うるさい，だまれ」とどなったり，「母に電話をする」といったり，日常生活動作は自立できているが，拒食，一人ではこわくてトイレに行けない，入浴もしたくないといった状態がある，歯みがきはよくする，洗濯は時間をかけて洗う。

【1】　生物体としての必要条件

統合失調症（精神分裂病）は，精神の正常な発達や正常な機能が障害されて，他人とのつながりを保ちながら自立した生活をおくることが困難となっている（社会的個人としての統合能力が障害されている）ととらえることができるので，次のようなとり組みが必要となってくる。

(1)　日常の動作や言動をよく観察し，診断・治療や看護の方向を定めるための情報をつかむ必要がある。

註）この事例は千葉大学看護学部1回生が某病院の協力を得て春休み中に実習した記録の一部である。

(2) 与薬その他治療上の指示を正確に実施しながら反応をつかみ，医師との連絡を密にしながらその患者の特徴をつかむ必要がある。

(3) 日常生活のレベルが低下しないよう手助けや刺激が必要である。

(4) 幻覚，妄想などの異常体験についての患者の気持を受容し，できるだけ現実的に，しかもいろいろな角度からものごとを見ていくことができるよう援助する必要がある。

(5) 直接つながりのある人々が治療的環境をつくるように努力や援助が必要である。

【2】 日常生活の規制

(1) 閉鎖病棟に入院

(2) 3人部屋

(3) 看護師に付添われての院内散歩許可

(4) 与薬　プロピタン　50mg×8　　ピレチア　25mg×3　　を3回に分服

(5) 週課，日課に従う

(6) 検温，検脈

(7) 物品所持には許可が必要

【3】 生活体の反応

精神障害を精神の発達過程における社会関係の歪みがもたらす側面を重視してとらえたとき，この事例では注目すべきいくつかのポイントがある。たとえば両親，兄，姉という年長者との生活がどのような関係で成立していたのであろうか。未発達のままで許される

表12 統合失調症（精神

上位目標 （優先順位を示す）	上位目標への手段 （中位目標）	具体的な行動 （日常の看護計画―下位目標）
I. 体力を落とさない	不眠をなくす	・不眠の原因をつかむように夜勤のNsから説明をうける
	食欲をもたせる状況をつくる	・側にNsがついていたほうが落ち着くときは側にいる
	食事を拒否するのをなくす	・なるべく自室ではなく、食堂で他人と一緒にとらせるようにする ・「おいしそうね」など積極的に声をかけ、食欲をうながす
	食事をとる必要性を認識させる	・「元気で生活するために、食べましょう」と言う
II. 非現実の世界から現実の世界に戻す	妄想内容の把握	・患者の話をよく聞く ・どんな妄想をよく言うか判断する
	徘徊の理由を把握	・徘徊が始まったら「どうしたの。お部屋では落ち着きませんか」と声をかけてみる
	幻聴内容の把握	・患者が「うるさい、だまれ」などといったら、その状況を考える
	空笑理由の把握	・「何か楽しいことでもあるの」と声をかけてみる
	現実的なことを考えさせる	・妄想が始まったら話題を現実的なことや患者が興味をもっていることに変える ・話題を変えたり、患者が興味をもっているカセットを聞いたり、本を読むようにする
	不安の除去	・一緒に歩いて安心感をもたせる ・側にいて、安心感を与える
	行動の転換を試みさせる	・他にやるべき事をさがしだし、それをするように勧める ・「一緒に歩いて」といった場合は、私は寒いから部屋にいたいとか言って部屋にいるようにする

分裂病）患者への看護計画

実　　施	評　　価
申し送り時，前夜の様子をよく聞き，また今朝の起床状態についてよく聞く	
患者が側にいてほしいと言ったときはついていた	2/27は，朝，昼食とも全量摂取した
積極的に声をかけてみた	5日間，昼食は食堂で他患と一緒に食べた。3/1になると「食べたくない」「体がうけつけない」と食事を拒否する態度は見られなくなった
患者が「食べないと死ぬ？」と聞いたとき，「元気で生活するために，食べましょう」と言った	3/3「病院のごはんはとてもおいしい」と言うようになり，食欲もあるようだ
患者が妄想を言い始めたとき，まず最初はとにかく言うことをよく聞いた	妄想内容は「秀樹と五郎と三つ子だったの」ということや「私は女王なのだ」ということだと分かった
	「歩くと落ち着くの」との答えが返ってきた
そのときの状況と考え合わせ幻聴内容をつかむように努力した	「みんながうるさい」と患者が思っていることが分かった
「さっきのお花なんという名前かしら」と言ってみたり，「ピンクレディーの衣裳かわっているわね」と話しかけた家族のことに話を変えたり日常生活についての話をしたりしてみた	一時的に妄想を言うのがやんで，そのことに話が変わった
花の水をとり換えること，洗濯物をとりこむこと，外をながめること，日記を書くことなどをさせてみた	3/2，3/3は徘徊も少なくなり，3/3はとくに部屋にいて静かに日記を書いたり，本を読んだりしている時間が多かった

		・「きょうはとても天気がいいわね」と言って, 窓を開けて外をみせるようにする。患者の好きなことに熱中させる
Ⅲ. 身体の安楽	頭痛原因の把握	・どうして頭痛を訴えるのか考える
	気分転換をはかる	・頭痛を訴えたら, 患者の興味ある話をして, 気持をまぎらわせる ・TVを見たり, カセットを聞くようにして行動を変えてみる ・「外の洗濯物をとりに行きましょう」と外に出てみる
Ⅳ. 自立した生活ができるようにする	甘え, 依存性をなくす	・自分でできることは自分でやってみるように勧める
	行動を中断させない	・洗濯など途中で休みなかなか進まないが, なるべく続けて終えてしまうように励ます
	時を変えて試みさせる	・その時しなくても, 後にそれに関連した話をしているときに, その行動をとるように勧める
	状況の理解力をつける	・実家に何度も電話をかけたがるが, 父親が忙しくて電話に出られないことを納得できるように説明し理解させる。父親の立場を考えられるようにしてみる
Ⅴ. 精神的発達をうながす	興奮をおこさせない	・そばにいてほしいというときはそばにいて話を聞く ・患者の要求を把握し, Nsが受け入れられない場合は, 納得できるように説明する ・外に散歩をしに行くことで落ち着くようであれば散歩をする
	他人の立場を考えさせる	・電話要求のとき, 父親や夫の立場を考えることができるようにする ・その場, その場において, 他人のことを考えられるように援助, 助言する ・必要以上の買い物要求, 飲み物要求のあるときは, 看護師が忙しいということを考えさせる

第三章　科学的な実践へのとり組み　　231

実行してみた	患者は外の景色を見，空気を吸うことでかなり落ち着いた
実行してみた	3/3には，患者が「きょうは全然，頭痛がしないの」「ほらタオルも頭にまいていないでしょ」と言うように，頭痛を感じないようになった
「○○ちゃん自分でできるわよね」と励ましながら自分でするようにさせてみた	部屋の掃除，洗濯など自分から進んでするようになった
患者が興奮状態のときはそばにいて，落ち着いた態度で接し，興奮状態を静めるように努力した	
1日に2回，午前と午後1回ずつ散歩に出た	散歩に出ると，患者はかなり落ち着いた
「おとうさんは，今仕事中で忙しいから，電話にでられないでしょ」などと説明をした	「おとうさん，一生懸命働いてね」「夫が一生懸命働いているから私もがんばるの」と言うようになった
同室の舞踏病患者の爪を切っていて忙しいときに「今とても忙しいので，お水でがまんしてね」と声をかけてみた	素直にうなずいて，水を飲みに行った

状態はなかったか。高校時代の母の死がどのような影響をもたらしたか，高卒後の会社勤務が短期間に終っていること，結婚後間もなくの発病と重なり合う特徴は何であろうか等々。

　この患者にどうすることが看護することになるのかという関心は，生物体としての必要条件を前提としながら，大きな目標を立てて直接の触れあいのなかで対応の工夫をしていくとり組みのなかからつかんでいく以外にないといえよう。つまり生活体の反応にどう対応するかが毎日の看護だといえる。学生の対応の一部を表12に示すが，学生はこの患者の言動の底にある劣等感や不安を追体験することができて，実習の後半は患者が人間らしい生活に一歩一歩近づけるようととのえていくことができるようになった。このような周囲の人々から支えられる生活を通して患者が自分で不安に打ちかち自分の長所も自覚できるように変わっていく方向をめざすのが看護の立場からのはたらきではないだろうか。

索　引

〔ア行〕　意志　104，153，155
　　　　　一般化　6，15，27，73
　　　　　一般性（→共通性）　4
　　　　　一般論　6～11，13～14，19，22～23，37
　　　　　ウィーデンバック　25～26
　　　　　演繹的（a priori）　22
　　　　　応用技術　66，67
　　　　　オーランド　25

〔カ行〕　概念の外延　140
　　　　　概念の内包　140
　　　　　回復過程　81，91，160，187
　　　　　科学的な看護一般論　8
　　　　　科学的な認識論　12，13，34，135～151
　　　　　科学的な方法論　15，22，126
　　　　　過程　22，24，35
　　　　　過程的構造　13，15，58，106，115，127，132
　　　　　看護一般論　7～17，18～22，23，28，71
　　　　　看護一般論の骨組み　15
　　　　　看護過程展開の技術　58，65，68～69，74，77
　　　　　看護過程を意識的に展開する　80
　　　　　看護観　10，11，25，33，34，57～60，128～129，153～154
　　　　　看護観の等質性　34
　　　　　看護観の表現技術　59
　　　　　看護技術　59～62，66～69
　　　　　看護技術の構造化　66
　　　　　看護教育　66
　　　　　看護計画　156，166～167，175～177，200～201，208～210，218，
　　　　　　　221～222，224～225，228～231
　　　　　看護実践　15，22，25，35，56，63，80，83，101，117，126，127，
　　　　　　　131

看護実践のための方程式　80
看護の対象　35
看護の独自性　15
看護の本質　21，25，56，81
看護理論　3〜4，124，127
看護論　3，24〜25
観念論　12
基本技術　66〜69
共通性　7，22，43
具体化　13，14，19，37，49，56，121，137，141，155，166
区別と連関　32，38
経験主義　27
経験主義者　14
健康観　29，34
健康現象　29
健康障害の種類　52〜54，99，158，195
健康上の問題　52
健康の増進　31
健康の段階　52，53，99，195
個人差　30
個別科学　3
個別性　4，8，33，42，43，54〜55，69，99，103，139〜140，143，165，179

〔サ行〕　再措定　28
試行錯誤　5
事実　11，36，42，100〜101，143，149，181，184〜185，195
自然科学的手法　13
自然力　29
実証主義者　12，14
実践記録　3，4
実践の過程的構造　63
実体　13，130〜135
実体にはたらきかける技術　63，65〜66
疾病からの回復　31

索引 *235*

疾病の予防　30
社会科学的手法　13
社会関係　130
社会関係を維持発展させる過程　50, 51, 202, 205
社会的協働　41
社会的個人　131, 203, 226
社会的評価　131
社会力　29, 30
捨象　4, 13, 23, 66
主観（主観的な見方）　12, 82
主体的な思い方　77
主体的なとり組み　77〜78
情報　76, 100〜101, 177, 185
資料　76, 100〜101, 180, 181, 191, 195, 197, 201, 202
知る段階　67
生活過程　18, 33〜34, 35〜37, 42〜43, 52〜55, 57, 68, 70, 83, 91, 99, 100, 104, 114, 136, 142, 148, 154〜155, 195, 198, 214
生活現象　37, 40, 44〜46, 83, 134
生活行動の自立　178
生活習慣　48〜49, 51, 89
生活習慣を獲得し発展させる過程　48, 51, 202, 204
生活体　35〜38, 42〜43, 69〜70, 72, 76〜78, 81, 99, 103, 127, 136, 147, 163, 172〜174, 195, 199, 203, 206, 214, 217, 220, 223, 227, 232
精神活動　41
精神と精神の交通関係　18
生物体　37〜38, 39, 41〜43, 46, 53, 69〜70, 72, 76〜78, 82, 99, 102, 103, 127, 147, 150, 158, 161, 162, 165, 168, 170, 174, 189, 195, 198, 203, 206, 212, 216, 219, 222, 226
生命力　17, 22, 23, 28, 30, 31, 35, 44, 46, 55, 57, 60, 82, 125, 160, 165, 198
全体象　57, 63, 157, 194, 197, 199, 201, 205

〔タ行〕　対象化　41
　　　　　対象の構造図　190
　　　　　対象論　15，18，36
　　　　　抽象（化）　7，13，19，37～38，66，68，118～122，139～141，185，188
　　　　　追体験　21，120，147，195，232
　　　　　使う段階　67
　　　　　定式化　83
　　　　　哲学的な一般論　7
　　　　　統一体　38，78，159，195
　　　　　特殊（性）　7～10，14，23，27，33，42～43，55，61，67，99～100，102～103，140，154，195，197
　　　　　特殊性のもつ一般論　14

〔ナ行〕　ナイチンゲール　18，20，27，31，125，140，141
　　　　　日常生活の規制　78，82，150，162，168，171～175，199，206，213，216，219
　　　　　日常の生活行動への規制　54
　　　　　人間観　37，38，58
　　　　　人間の観念　12
　　　　　認識　12，15，36，60，71～74，78，101，121，124～126，130～132，134～137，142，146，149，154，187，190，192～193
　　　　　認識そのものにはたらきかける技術　64～65，70，72，74
　　　　　認識論　13，27，135
　　　　　のぼりおり　14，119，137

〔ハ行〕　発達段階　52～53，99，103，136，195
　　　　　必要条件　47～51
　　　　　評価　49，104
　　　　　表現技術　57～59，150
　　　　　表象　13，119，121，137，142，156
　　　　　物質代謝　40
　　　　　普遍性　27，32
　　　　　プラグマティズム　27
　　　　　ペプロウ　25

ヘンダーソン　24, 25
変容　25, 103
法則性　3, 30, 124, 134
方程式　79
方法論　13, 15, 18, 56, 58, 59, 63, 66, 75, 78, 79〜80, 126, 134

〔マ行〕　身につける段階　67
　　　　矛盾を調和的に解決する　76
　　　　メルクマール　13
　　　　目的意識　19, 101
　　　　目的・目標の立体的構造　104
　　　　目的論　15, 18
　　　　問題意識　101

〔ヤ行〕　優先度　174
　　　　予想　72, 124, 126, 139, 149, 174, 194

〔ラ行〕　理論の有用性　6
　　　　連関　12, 15, 59, 60, 104, 192
　　　　論理　3〜7, 13, 21
　　　　論理構造　9
　　　　論理的強制　13

薄井　坦子（うすい　ひろこ）
お茶の水女子大学で教育学を専攻，後に東京大学医学部衛生看護学科で看護学を学び，以来，看護学の文献研究から調査研究へ，そして実践へと逆コースで「看護とは何か」を研究してきた。ナイチンゲールにおいてすでに看護の本質が解明されていることを発見し，その後看護教育に専念できるようになった。東京女子医大看護短期大学教授，千葉大学看護学部教授，宮崎県立看護大学学長を経て，千葉大学名誉教授・宮崎県立看護大学名誉教授。

著　書
ナイチンゲール著作集（共編訳，現代社）
ナイチンゲール言葉集―看護への遺産（現代社）
Module 方式による看護方法実習書（現代社）
科学的な看護実践とは何か（上・下）（現代社）
看護の原点を求めて（日本看護協会出版会）
看護実践から看護研究へ（日本看護協会出版会）
何がなぜ看護の情報なのか（日本看護協会出版会）
看護のための人間論―ナースが視る人体（講談社）
看護のための疾病論―ナースが視る病気（講談社）

科学的看護論　第3版〈新装版〉

1974年5月10日　　初　版第1刷発行	＜検印省略＞
1978年3月5日　　初　版第14刷発行	
1978年9月20日　　改訂版第1刷発行	
1996年3月5日　　改訂版第23刷発行	
1997年3月10日　　第3版第1刷発行	
2014年1月20日　　第3版第18刷発行	
2014年12月15日　　第3版〈新装版〉第1刷発行	
2022年1月20日　　第3版〈新装版〉第8刷発行	

著　者　　薄井坦子（うすいひろこ）

発　行　　株式会社　日本看護協会出版会
　　　　　〒150-0001　東京都渋谷区神宮前 5-8-2　日本看護協会ビル 4 階
　　　　　〈注文・問合せ／書店窓口〉TEL/0436-23-3271　FAX/0436-23-3272
　　　　　〈編集〉TEL/03-5319-7171
　　　　　https://www.jnapc.co.jp

装　丁　　木村太亮（DEE WORKS）
印　刷　　株式会社 スキルプリネット

本書に掲載された著作物の複写・複製・転載・翻訳・データベースへの取り込み，および送信（送信可能化権を含む）・上映・譲渡に関する許諾権は，株式会社日本看護協会出版会が保有しています。
本書掲載の URL や QR コードなどのリンク先は，予告なしに変更・削除される場合があります。

[JCOPY]〈出版者著作権管理機構 委託出版物〉
本書の無断複製は著作権法上での例外を除き禁じられています。複製される場合は，その都度事前に一般社団法人出版者著作権管理機構（電話 03-5244-5088，FAX 03-5244-5089，e-mail: info@jcopy.or.jp）の許諾を得てください。

Ⓒ 2014　Printed in Japan　　　　　　　　　　　ISBN978-4-8180-1865-5